老观念+新思想

这样坐月子更科学

周训华 编著

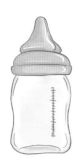

U0337405

陕西新华出版传媒集团

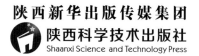

陕西科学技术出版社

Shaanxi Science and Technology Press

图书在版编目（CIP）数据

老观念＋新思想，这样坐月子更科学 / 周训华编著 .
— 西安 ：陕西科学技术出版社，2017.7
ISBN 978-7-5369-6977-3

Ⅰ . ①老… Ⅱ . ①周… Ⅲ . ①产褥期－妇幼保健－基
本知识 Ⅳ . ① R714.6

中国版本图书馆 CIP 数据核字（2017）第 081890 号

老观念＋新思想，这样坐月子更科学

LAO GUANNIAN+XIN SIXIANG, ZHEYANG ZUO YUEZI GENG KEXUE

出　版　者	陕西新华出版传媒集团　陕西科学技术出版社
	西安北大街 131 号　邮编 710003
	电话（029）87211894　传真（029）87218236
	http://www.snstp.com
发　行　者	陕西新华出版传媒集团　陕西科学技术出版社
	电话（029）87212206　（029）87260001
文案统筹	深圳市金版文化发展股份有限公司
摄影摄像	深圳市金版文化发展股份有限公司
印　　刷	深圳市雅佳图印刷有限公司
规　　格	723mm×1020mm　16 开本
印　　张	12
字　　数	200 千字
版　　次	2017 年 7 月第 1 版
	2017 年 7 月第 1 次印刷
书　　号	ISBN 978-7-5369-6977-3
定　　价	36.80 元

前言
Preface

　　坐月子，对很多新妈妈来说，是一段既幸福又战战兢兢的经历。老观念与新思想众说纷纭的调养方式，以及让人眼花缭乱的饮食忌讳，都让历经了生产磨难的新妈妈们，不知从何着手进行产后调养。

　　《老观念＋新思想，这样坐月子更科学》正是以科学坐月子为出发点，详细解读老观念与新思想中关于坐月子与新生儿护理的正确内容，着重从新妈妈的日常饮食、生活起居、产后不适调养等分别介绍新老观念是如何指导的。只有坚持科学理念的指导，才能让产后新妈妈坐月子的日子不再是一段痛苦的历程，而成为一生中疼惜自己、调养身体的大好机会。

　　科学坐月子是新妈妈在月子期的首要任务，但宝宝的健康成长也时刻牵动着新妈妈的心。对于新手妈妈来说，育儿之路并没有想象中的那么容易，怎样喂养新生宝宝，怎样给宝宝洗澡，怎样换尿布，怎样判断宝宝营养状况和健康状况，怎样帮宝宝远离疾病困扰……都是新妈妈需要面对与学习之处。老观念、新思想、专家课堂，三方齐动，给你更直观、有效的指导，科学护理新生儿，筑起宝宝健康之墙。

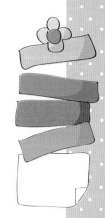

目录 Contents

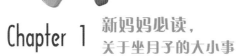

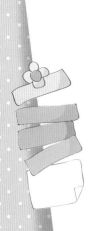

Chapter 1 新妈妈必读，关于坐月子的大小事

002　新老观念说"月子"

002　老观念：产后必须坐月子

002　新思想：科学坐月子更重要

003　坐月子的几种方式

003　请老人在家照顾坐月子

003　请月嫂上门照顾坐月子

004　在月子中心坐月子

005　月子期间母婴日常用品清单

005　新妈妈日常必备物品

006　宝宝日常必备物品

008　月子期间新妈妈的生理特点

008　产后新妈妈的身体变化

009　产后新妈妈正常的生理现象

010　坐月子的基本原则

010　提供合适的休养环境

010　充分休息，适度活动

011　合理安排营养月子餐

011　重视情绪和心理护理

011　重视产后伤口和卫生护理

011　重视产后健康检查

011　根据季节坐月子

012　春季坐月子

012　夏季坐月子

013　秋季坐月子

013　冬季坐月子

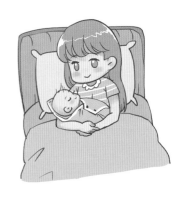

Chapter 2 老观念 + 新思想，科学选择月子期饮食

016 【老观念】月子饮食要谨慎

016 产后宜多进食汤类食物

016 喝"月子水"，补血行气

017 饮食宜清淡、易消化

017 少吃多餐更舒适

017 产后饮食忌生冷

017 产后饮食忌辛辣刺激

018 【新思想】科学调养好处多

018 根据体质进补

019 分阶段进补更科学

020 饮食应丰富，营养须均衡

020 哺乳妈妈可适量补钙

021 产后多喝水

021 忌产后立即大补

022 【观念PK】新老观念对对碰

022 月子要忌口 PK 想吃什么就吃什么

022 月子里要多喝红糖水 PK 红糖水喝多了不好

023 不能吃水果 PK 水果有营养，可以吃

023 坐月子必须好好进补 PK 合理饮食比"大补"更重要

023 月子里多吃鸡蛋好 PK 鸡蛋并非吃得越多越好

024 【专家课堂】合理饮食更安心

024 月子期营养补充有讲究

024 蛋白质

024 维生素

025 钙和铁

025 膳食纤维

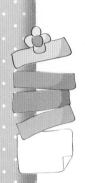

025 产后饮食要适量

026 产后新妈妈可依情况喝一点生化汤

026 月子里不宜"忌盐"

026 高龄产后新妈妈宜温补不宜大补

027 剖宫产妈妈产后 6 小时应禁食

027 剖宫产后不宜吃胀气食物

027 产后催乳要循序渐进

028 非哺乳妈妈的饮食要点

028 产后忌节食减肥

029 哺乳妈妈宜忌吃食物全知道

029 【专家亲授】月子期饮食实践方案

产后第 1 周饮食推荐

030 牛奶粥

031 菠菜粥

032 虾仁面

033 肉末蒸菜心

034 脱脂奶鸡蛋羹

035 健脾山药汤

036 南瓜清炖牛肉

037 月子生化汤

产后第 2 周饮食推荐

038 蔬菜骨汤面片

039 胡萝卜炒菠菜

040 猪肝鸡蛋羹

041 牛奶红枣炖乌鸡

042 冬瓜黄豆山药排骨汤

043 莲子枸杞花生红枣汤

044 冬瓜鲜菇鸡汤

045 台湾麻油鸡

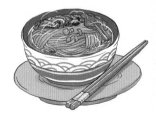

产后第 3 周饮食推荐

046 阿胶枸杞小米粥

047 西红柿花菜粥

048 什锦蒸菌菇

049 芦笋炒鸡肉

050 银耳猪肝汤

051 西红柿鱼丸汤

052 猪血豆腐青菜汤

053 黄芪猴头菇鸡汤

产后第 4 周饮食推荐

054 紫菜萝卜饭

055 鲜菇蒸土鸡

056 木耳枸杞蒸蛋

057 上海青炒鸡片

058 农家排骨汤

059 清炖猪蹄

060 黄花菜鸽子汤

061 清蒸鲤鱼

产后第 5 周饮食推荐

062 明太鱼香菇粥

063 菠菜豆腐皮卷

064 金针菇蔬菜汤

065 胡萝卜炒鸡肝

066 核桃花生猪骨汤

067 胡萝卜牛肉汤

068 骨头汤

069 茶树菇草鱼汤

产后第 6 周饮食推荐

070 西蓝花牛奶粥

071 茄汁蒸娃娃菜

072 虾仁蒸豆腐

073 菌菇鸽子汤

074 茭白鸡丁

075 大蒜猪肚汤

076 胡萝卜板栗排骨汤

077 红豆豆浆

哺乳妈妈的下奶食谱

078 红枣黑米粥

079 草菇蒸乌鸡

080 炒黄花菜

081 丝瓜鸡蛋汤

082 红腰豆鲫鱼汤

083 通草煲猪蹄

非哺乳妈妈的营养食谱

084 鸡蛋西红柿粥

085 鸡汁上海青

086 椰汁鲍鱼排骨汤

087 生菜鱼肉

088 胡萝卜山药羊肉煲

089 绿豆豆浆

不影响哺乳的瘦身食谱

090 丝瓜瘦肉粥

091 松仁菠菜

092 彩椒山药炒玉米

093 翡翠白玉

094 荷兰豆炒香菇

095 冬瓜蛤蜊汤

Chapter 3 老观念＋新思想，
科学安排月子期起居

098 【老观念】产后起居无小事

098 产后多休息

098 月子里不要碰冷水

099 注意腰部保暖

099 及时"清空"乳房防胀奶

099 避免久站久蹲

100 【新思想】劳逸结合恢复好

100 不同产妇的产后养护

    100 顺产妈妈

    100 剖宫产妈妈

    101 高龄产妇

101 及早下床活动

102 尽早开奶

102 产后尽快排尿、排便

102 产后宜勤换衣服

103 哺乳期间也要穿胸罩

103 产后心理减压不容忽视

104 【观念PK】新老观念对对碰

104 坐月子不能洗澡、洗头 PK 坐月子是可以洗澡、洗头的

104 刚生完孩子都会流汗的 PK 产后多汗是不是生病了啊？

105 月子里刷牙以后会掉牙 PK 不刷牙不卫生

105 坐月子再热也要忍 PK 开空调也无妨

105 月子里要卧床休息 PK 适当活动更利于恢复

106 上网对眼睛不好 PK 坐月子太无聊了，你别管了

106　产妇不宜睡软床 PK 硬板床睡不惯

106　产后用束腹带塑形 PK 产褥期结束后用束腹带塑形

107　不能见风、不外出 PK 保持空气流通，减少外出次数

107　满月之后才能过性生活 PK 要远离性生活 42 天以上

107　不能穿拖鞋 PK 可以穿拖鞋

108【专家课堂】科学护理更舒心

108　根据宝宝的生活作息时间调整休息时间

108　保证每日八九个小时的睡眠

109　月子里产妇睡姿应经常更换

109　时刻关注产后恶露的变化

109　产后 42 天进行健康检查

110　哺乳期间谨慎用药

111　六个妙招助子宫复原

111　哺乳期不宜使用化妆品

112　产后做好皮肤的基本保养

112　清洁 + 按摩，呵护好乳房

113　产后瘦身巧安排

　　　114　胸式呼吸练习

　　　114　绷腹抬腿运动

114　顺产侧切伤口的护理

115　剖宫产伤口护理对策

115　高龄产妇应特别注意会阴部清洁

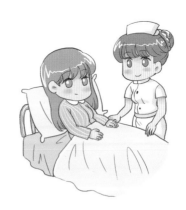

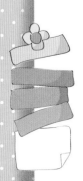

Chapter 4 老观念 + 新思想，科学应对产后不适

118 产后宫缩痛

118 说说产后宫缩痛
119 如何防治产后宫缩痛
  119 【老观念】按摩疗法缓解疼痛
  119 【新思想】改变睡姿也有效
  119 【妈妈说】热敷也是好办法

120 产后腰痛

120 为什么会腰痛？
120 产后怎样正确保养腰部？
121 产后怎样防治腰痛？
  121 【老观念】调整姿势
  121 【新思想】从孕期即开始防腰痛
  121 【妈妈说】适量运动缓解腰痛

122 产后便秘

122 产后便不出来的困扰
123 如何防治产后便秘？
  123 【老观念】食疗防治便秘
  124 【新思想】适量活动很必要
  125 【妈妈说】心情好，有利于通便

126 产后失眠

126 明明很累，却睡不着
127 怎么会成为失眠妈妈？

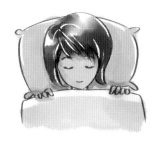

127 产后失眠如何防治?

    127 【老观念】放松心情

    128 【新思想】改善睡眠从改变自己开始

    129 【妈妈说】适度锻炼

130 产褥感染

130 什么是产褥感染?

130 怎样预防产褥感染?

    131 【老观念】注意营养

    131 【新思想】注意卫生是关键

    131 【妈妈说】必要时及时就医

132 产后乳腺炎

132 痛苦莫过于乳腺炎

132 患了乳腺炎,能哺乳吗?

133 如何防治乳腺炎?

    133 【老观念】乳腺通畅是防治的关键

    133 【新思想】用药需谨慎

    133 【妈妈说】药膳调治乳腺炎

134 产后尿潴留

134 痛苦的产后尿潴留

134 如何防治产后尿潴留?

    135 【老观念】按摩腹部

    135 【新思想】从孕期就要开始防治

    135 【妈妈说】切不可使用利尿剂

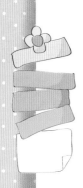
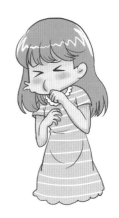

136 产后尿失禁

136 尴尬的尿失禁

136 尿失禁与顺产有关?

137 如何防治尿失禁?

    137 【老观念】合理饮水

    137 【新思想】产前保健是关键

    137 【妈妈说】骨盆肌肉收缩锻炼

138 产后贫血

138 产后贫血是怎么回事?

138 妈妈贫血,宝宝会贫血吗?

138 如何防治产后贫血?

    139 【老观念】饮食补血很重要

    139 【新思想】适量补铁

    139 【妈妈说】必要时选择铁剂

140 产后情绪低落

140 无法排解的低落情绪

140 产后情绪低落是抑郁症吗?

140 如何排解产后不良情绪?

    141 【老观念】吃好睡好心情好

    141 【新思想】多种疗法改善低落情绪

    141 【妈妈说】爸爸的支持不可忽视

Chapter 5 老观念＋新思想，
科学喂养新生儿

144 了解新生儿

144 新生儿的身体特征

144 新生儿特有的生理现象

145 新生儿与生俱来的能力

146 老观念＋新思想，科学哺喂新生儿

146 【老观念】吃是宝宝的头等大事

146 母乳喂养更好

147 新生儿宜按需喂养

148 【新思想】给宝宝科学的爱

148 分娩后半小时即可开奶

148 宝宝生理性吐奶溢奶是正常现象

149 奶水不足，可混合喂养

150 配方乳喂养，首先关注配方乳

151 宝宝出生2周后要补维生素D

151 给宝宝喂水，视情况而定

152 【观念PK】新老观念对对碰

152 初乳是不能吃的PK初乳更珍贵

152 喂奶前先喂"开口茶"PK宝宝出生后应先喝母乳

152 乳房小，奶水少PK乳房大小与奶水多少不成正比

153 乳房不胀就是没有奶水PK乳房的胀感与泌乳量无关

153 宝宝吃母乳更好PK哺乳会让胸部变形

153 奶水清，没营养PK前奶清，但也是宝宝必需的

154 【专家课堂】哺喂宝宝要讲科学

154 不要轻易放弃母乳喂养

154 不要给刚洗完澡的宝宝喂奶

154 不要用开水冲调配方乳

154 不要在冲配方乳时加入任何东西

155 喂奶后要给宝宝拍拍嗝

155 及时了解新生儿营养状况

155 这些情况不宜给宝宝哺乳

156 老观念 + 新思想，科学护理新生儿

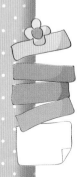

156 【老观念】新生儿护理无小事

156 要给宝宝包褴褓

156 母婴同室，让宝宝睡摇篮

156 不要随意按压宝宝的头

157 不要捏宝宝的脸蛋

157 【新思想】新生儿护理有诀窍

157 宝宝护肤，每天都不可少

157 保证新生儿的睡眠时间

157 被动操，对宝宝发育有利

158 【观念 PK】新老观念对对碰

158 没必要给宝宝经常洗澡 PK 经常洗澡才干净

158 给宝宝戴手套以防抓伤 PK 戴手套不利于宝宝手指发育

159 "蜡烛包"能预防"罗圈腿" PK 不能包裹孩子

159 家有宝宝，说话要小声点 PK 正常作息对宝宝更好

159 宝宝喜欢被摇晃入睡 PK 摇晃会使宝宝大脑损伤

160 宝宝含着乳头睡得更快 PK 含着乳头对母子都不好

160 床头挂玩具，会使宝宝患"斗鸡眼" PK 玩具可激发好奇心

160 睡枕头有助于睡出好头型 PK 新生儿不能睡枕头

161 宝宝更喜欢抱睡 PK 抱睡对宝宝健康不利

161 把屎把尿，宝宝更干净 PK 把屎把尿危害大

162 【专家课堂】科学护理更健康

162 新生儿脐带护理要格外小心

162 不要随便给新生儿掏耳朵

163 清洗男女宝宝生殖器有区别

163 宝宝衣物宜手洗

163 不要给宝宝戴配饰

163 正确给新生儿穿衣服

164 新生儿洗澡也有讲究

165 正确帮新生儿换尿片

166 给宝宝剪指甲要小心

166 夏季须防止新生儿被蚊虫咬伤

167 谨防新生儿意外窒息

167 早产宝宝护理更需费心思

168 老观念 + 新思想，科学防治新生儿疾病

168 【老观念】给宝宝自然的呵护

168 要想小儿安，三分饥与寒

168 肚子不舒服，试试按摩法

169 【新思想】新生儿疾病，防胜于治

169 定期体检，及时了解新生儿身体状况

169 从宝宝的便便看健康

170 疫苗接种不可忽视

170 晒太阳可以帮助宝宝补钙

171 宝宝无不适，夜啼不必太担忧

171 保持干燥是防治红屁股的法宝

172 【观念 PK】新老观念对对碰

172 给宝宝多穿一点，不感冒 PK 穿得多更易感冒

172 宝宝发热要赶紧去医院 PK 发热先物理降温

172 宝宝得了鹅口疮，用小苏打清洗 PK 用药治疗

173 宝宝打针后，用手揉揉伤口 PK 用手揉伤口不卫生

173 输液才能好得快 PK 生病了能吃药治好就不要输液

173 腹泻宝宝应该禁食 PK 腹泻更应多吃

174 【专家课堂】科学应对新生儿疾病

174 多吃多拉有效防黄疸

174 新生儿黄疸切勿擅自用药

174 新生儿皮肤红，不一定是湿疹

175 新生儿湿疹要保湿

175 新生儿上火，应找准原因

176 新生儿鼻塞并非都无害

176 婴儿游泳馆游泳，更易感冒

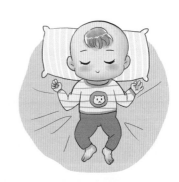

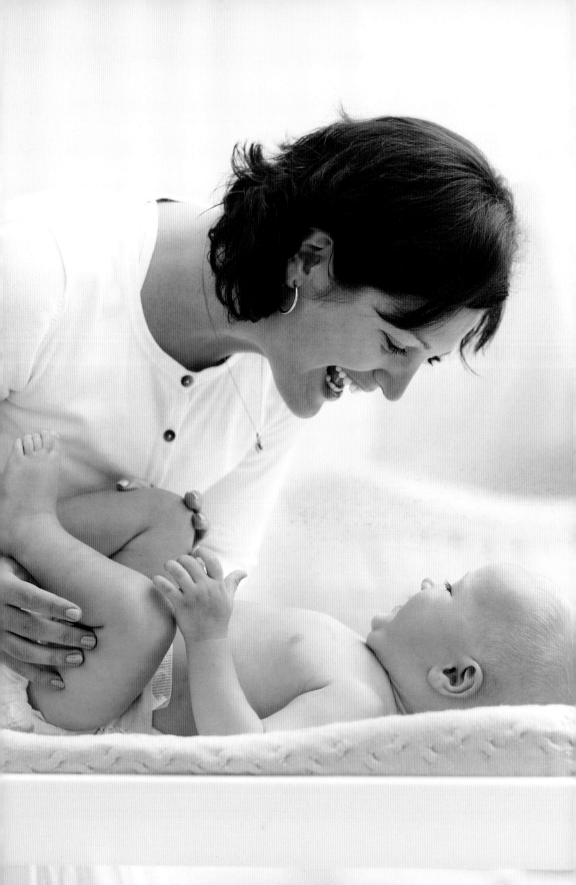

Chapter 1

新妈妈必读，
关于坐月子的大小事

"月子期间这不能做，那不能做，简直像坐牢一样的。""鸡蛋、鸡、猪脚……都快吃吐了。""一个月不洗头，感觉自己快受不了了。"听到诸如此类的抱怨，我们不禁疑惑，我们该不该坐月子？现代"月子"究竟如何坐？在"传统观念"和"新思想"之间，我们又该如何选择？

新老观念说"月子"

传统观念认为女人产后一定要坐月子,这样身体才能恢复正常;现代医学也证明坐月子对产妇身体确实有好处,可以为新妈妈调理体质和增强免疫力等。不管是老观念,还是新思想都提倡坐月子,但不同的是,新思想更强调科学坐月子。

老观念:产后必须坐月子

坐月子是传统的中国民俗,最早可以追溯至西汉《礼记·内则》,当时称之"月内",是产后必需的仪式性行为。

传统观念认为,妇女经过生产时的用力与出血、体力耗损,身体处于"血不足,气亦虚"的状态,需要6~8周的时间才能恢复到怀孕前的生理状态。这段时间的调养正确与否,关系到日后的身体健康。如果能抓住生产的机会调整体质,或治疗某些生产之前身体上的症状,按照正确的方法坐月子,好好地补充营养、充分休息,就能带给产妇往后几十年的健康身体。

此外,妇女产后一般还要承担起养育新生儿的任务,加之哺乳的需要,身体上的耗损就更大。因此,传统观念认为,产后必须要坐月子,并且要坐好月子。

新思想:科学坐月子更重要

坐月子,现代医学称之为"产褥期"。怀孕后的生理性变化,在产后都要逐渐恢复正常,而且分娩是十分艰苦的劳动,产妇的体力、心理都要在产后坐月子的这段时间通过休

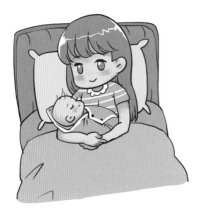

息和调养进行修复和恢复。坐月子,也就是现代医学所说的"产褥期保健"就显得格外重要。

传统的坐月子大多偏重于生理上的休息和调养,现代观点还强调产妇在坐月子期间要兼顾生理与心理方面的调适,以恢复健康,并顺利实现新角色的转化与亲子关系的建立。

现代医学已经发展出一套相对完善的产后保健措施,包括增加休息、适度锻炼、注意身体清洁、加强营养、保持情绪稳定,等等。

坐月子的几种方式

对于即将到来的月子期，可能很多新妈妈既期待又忐忑，一方面是经历十月怀胎终于可以松一口气了，而另一方面则是要考虑很多接踵而来的烦琐事务。月子餐谁来做？身体怎么护理？宝宝谁来照顾？一般有以下几种方式可供新妈妈选择。

 请老人在家照顾坐月子

请婆婆或妈妈照顾月子，是比较传统的方式，也是多数新妈妈的选择。请婆婆或妈妈照顾，可以节省日常开支，并且在浓浓的亲情中进行，环境也是新妈妈所熟悉的，可使新妈妈感到安心和舒适。而且长辈一般都有经验，在照顾新妈妈和宝宝上可以帮新爸妈不少忙。

请老人在家照顾坐月子有诸多好处，但由于婆婆或妈妈相距自己坐月子时，通常差了二三十年，难免会有各种禁忌事项及养育方式的差异，很容易造成两代人之间、两家人之间的矛盾。这时候，就需要大家都以更加理性和宽容的态度对待对方，至于观念上的差异，应尽量采取彼此能接受的方式沟通。另外，新爸爸在母亲和妻子之间也要扮演好黏合剂和调停者的角色，不能偏袒某一方使矛盾激化升级。

 请月嫂上门照顾坐月子

考虑到要减轻父母、产妇的负担和专业育儿的需求，很多人选择请月嫂上门照顾坐月子。通常情况下，月嫂工作集保姆、护士、营养师、厨师、保育员、保洁员的工作性质于一身。月嫂选择得好与不好，直接关系到宝宝和新妈妈的身心健康。因此，当新妈妈和家人一致决定要请月嫂照顾坐月子后，关键就在于如何选择一名让自己满意又合格的月嫂了。

首先，通过正规的家政公司选择月

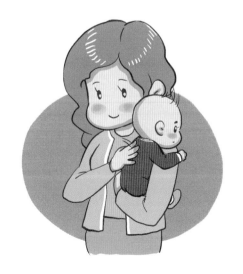

嫂，并查验家政公司的相关资质和月嫂的从业资格。其次，明确自己的要求，月子期你希望月嫂服务哪些项目，可以和家政公司沟通，以便选择符合相关需求的月嫂。再次，面试月嫂，一方面与月嫂沟通月子期自己的需求，另一方面了解月嫂的人品和专业性。最后，如果试工满意后确定了月嫂人选，一定要与她签合同，并写清服务的具体内容、收费标准、违约或者事故责任等，避免产生纠纷后合法权益得不到保障。

在此基础上，新妈妈在月子期要不断配合家政公司对月嫂的服务进行考核，采用合理的方式与月嫂沟通，及时解决月嫂服务中的一些问题。同时，产妇及其家人也应以宽容的心态对待月嫂，尽管月嫂有专业的经验，但难免也会有犯错或没有顾及的地方。

 ## 在月子中心坐月子

月子中心，就是为新妈妈提供产后恢复服务的场所，也称为月子会所。月子中心不仅设有供产妇休息起居的套房，还有其他各种功能房，譬如哺育室、早教室、阳光房等。除了这些设施外，月子中心还为新妈妈配有专业医师、营养师、护士，为母婴提供专业的护理和月子餐。月子中心凭借其更周全、更专业的服务受到越来越多产妇及其家人的欢迎，面对众多的月子中心，又该如何选择呢？

选择月子中心时一定要多比较、多向曾经入住的产妇家人打听情况，了解月子中心的服务项目，了解其保健师、营养师等是否具备专业的母婴护理资格，以便选择一家有资质的月子中心。同时，还可以对月子中心内的室内环境卫生、餐点口味、服务人员的态度提前了解，以供选择。另外，新妈妈还需根据自身需求和经济条件，选择住宿的天数和服务，选择时不要忘记地点的重要性，最好是两家人都来往方便的地点比较好。

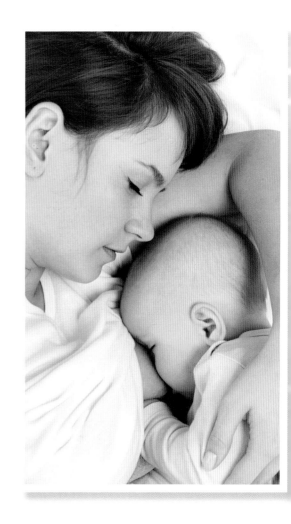

工欲善其事，必先利其器。在月子期间，妈妈既没有时间也没有心思和精力去购置母婴用品，而宝宝出生后，他的日常用品是否齐全直接影响着宝宝的护理。同时，新妈妈的生活也将发生一些新的改变，准备好月子期所需物品也可以让月子期更轻松。

 ## 新妈妈日常必备物品

坐月子是产后新妈妈调养身体的一个重要时期，想要安心、轻松地坐好月子，就要先准备一些"家什"，具体而言，新妈妈们该准备些什么东西呢？

哺乳衣 3 套

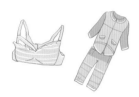

月子帽

内裤、鞋

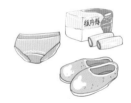

卫生巾

牙刷、妊娠纹修复膏

产褥垫

医用长棉签

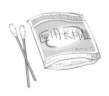

吸奶器

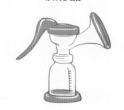

防溢乳垫

宝宝日常必备物品

从宝宝呱呱坠地的那一刻起，他的吃喝拉撒都成了新妈妈生活的一部分，他生活的任何一个细节都需要新妈妈的照顾。新妈妈难免对宝宝必备用品有些生疏，下面我们就选取了宝宝必备日常用品供新妈妈参考选择。

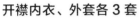
开襟内衣、外套各 3 套

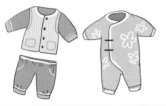

包被

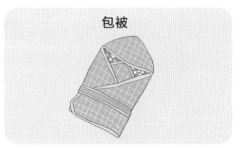

婴儿帽 2~3 顶

纸尿裤

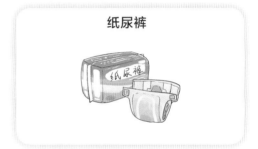

婴儿袜 4 双

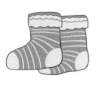

尿布

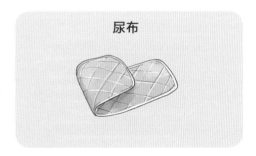

口水巾、小方巾、浴巾

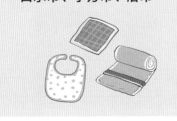

隔尿垫

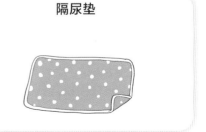

婴儿棉柔巾

指甲剪、耳温枪

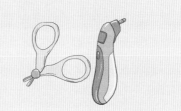

奶瓶、奶粉

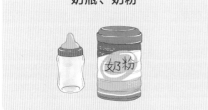

护肤品

鱼肝油

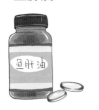

婴儿棉签

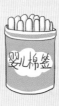

奶瓶清洁用具

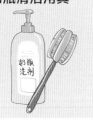

脐带护理用具

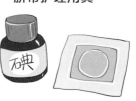

小脸盆、浴盆

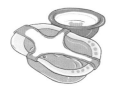

洗衣皂 / 洗衣液

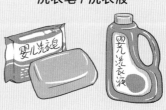

月子期间新妈妈的生理特点

经历分娩，新妈妈的身体再次经历一番大的变化，会出现各种各样的"异常"表现，这难免会让妈妈担忧、着急，其实有时这些"异常"表现是正常的，无需担心！下面就来了解新妈妈分娩后会出现哪些身体变化，哪些生理现象是正常的。

 ## 产后新妈妈的身体变化

经历分娩之后，新妈妈的身体就开始朝孕前水平迅速地恢复。这种恢复意味着产妇自身要将因妊娠、分娩导致的包括生殖器官在内的各个变化复原。其中，比较明显且常见的变化部位包括乳房、子宫、消化系统等。

身体变化部位	顺产妈妈的身体变化	剖宫产妈妈的身体变化
乳房	产后2~3天会分泌初乳，乳汁的分泌会使乳房变大，而且整体会下垂，变得更结实。喂养不当的妈妈还可能会出现乳房胀痛、乳腺炎等不适症状。	腹部伤口的疼痛会对乳汁分泌造成一定的影响。妈妈应该及早让宝宝吸吮乳头，促进乳汁分泌。
子宫	顺利产下宝宝后，子宫会慢慢地变小，逐日收缩，但要恢复到怀孕前的大小，至少需要6周。	产后2~3天，胎盘和胎膜已经脱落的子宫颈部开始新生黏膜。大约1周后，黏膜完全再生，扩张的子宫颈也会慢慢恢复正常，开始闭合。
消化系统	产后肠胃功能会下降，经过产后调养，肠胃功能会逐渐恢复，但因产后疼痛，刚生完的一段时间，新妈妈的食欲可能会不太好。	产后新妈妈需要排气后再进食，否则容易引起消化不良和造成便秘。生产后，新妈妈要多吃可促进排气的食物。
腹壁、皮肤变化	产后腹壁会变得松弛，腹壁的紧张度一般在产后6周左右恢复。同时，孕期所表现出的色素沉着现象也会逐渐消失。	
伤口与疼痛	自然生产的妈妈子宫收缩和身体恢复的速度较快，大概只要3天身体就可以恢复正常。	剖宫产要注意产后的伤口在第1周内还会隐隐作痛，下床走动或移动身体时都会有撕裂感。

产后新妈妈正常的生理现象

产后新妈妈可能会遇到一些以往没有遇到过的生理现象，在不了解的情况下也多了一些担忧和紧张，其实产后的很多现象都是正常的，都会随着身体的慢慢恢复逐渐消失，新妈妈不必担心。产后出现以下现象都是正常的。

产后呼吸慢 产后呼吸缓慢主要是因为新妈妈产后腹压降低，膈肌下降，由孕期的胸式呼吸变成胸腹式呼吸，这样就会使呼吸深慢每分钟为15次左右。同时，新妈妈在产后的脉搏跳动也会变得缓慢，每分钟为60~70次。不过，新妈妈不必担心，一般在产后1周左右就可以恢复正常了。

体温略高 产后24小时内，由于能量消耗过多，机体产热超过散热，体温会升高一些。不过不会过高，一般不会超过38℃，这种现象一般要持续3天左右。

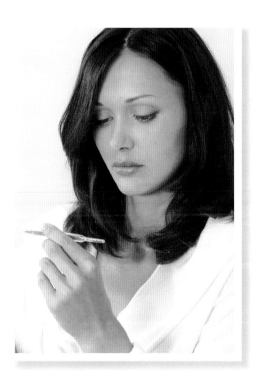

汗多 不管在夏天还是冬天，新妈妈在分娩后总会比正常人汗多，尤其是睡着和刚醒时汗多。由于孕期水分潴留，需在产后排出体外，以及分娩后新妈妈体内脂肪、糖、蛋白质等代谢旺盛，表现为汗多。一般在产后1周内会自行好转。

宫缩痛 产后3天内因子宫收缩而引起下腹部阵发性疼痛，一般在产后1~2天出现，持续2~3天会自然消失。初产新妈妈因为子宫肌纤维较为紧密，子宫收缩不甚强烈，易复原，而且复原所需的时间也较短，疼痛不明显；经产新妈妈由于多次妊娠，子宫肌纤维经多次牵拉，较为松弛，复原较难，疼痛时间相对延长，且疼痛也较初产新妈妈剧烈些。

产后恶露持续 在分娩后，随着子宫内膜的脱落，含有血液、坏死子宫膜等组织经阴道排出，称为恶露。产后的恶露一般分为三种，血性恶露一般在产后的2~3天排出，后转为浆性恶露；浆性恶露，含浆液多，呈淡红色，持续10天左右，会变成白色恶露；白色恶露因含大量白细胞，色泽较白而得名，质黏稠，一般持续约3周干净。

尿多 妊娠后期潴留的水分通过肾脏由尿液排出。产后几天，特别是24小时内尿多。

坐月子的基本原则

想要坐好月子，除了掌握基础知识，还要掌握一些基本原则。根据这些原则从饮食、生活护理等方面进行调养，可以减少产后不适症状的出现，加快身体恢复的速度。

 ## 提供合适的休养环境

新妈妈产后休养的环境要安静、清洁、空气流通且阳光充足。因为新妈妈月子期大部分时间在居室内度过，不清洁的环境容易影响身体健康。在新妈妈出院前，家人就应该对新妈妈的起居室进行彻底的大扫除并消毒。新妈妈的房间应保持合适的温度和湿度，一般湿度保持在50%左右，夏天室内温度应保持在23℃~28℃之间，冬天室内温度应保持在18℃~25℃之间。房间每日开窗通风1~2次，每次20~30分钟，通风时新妈妈和宝宝要暂时离开，避免受凉。

 ## 充分休息，适度活动

产后新妈妈要充分休息，保持充足的睡眠，避免疲劳，累了就要躺下休息。但坐月子并不是要妈妈一直躺在床上，这样反而不利于身体的恢复，应该适当的下床活动。一般，新妈妈在产后24小时就应该起床活动，活动的强度不要太大，时间不要太久，稍微走动一下，做些轻微的活动即可，这样有利于加速血液循环和恢复体力，还能增加食欲，促进肠道蠕动和恶露排出。

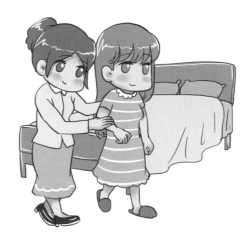

合理安排营养月子餐

月子餐既要有营养，又要根据新妈妈的身体情况进行调整。比如说，顺产新妈妈和剖宫产新妈妈的饮食调养点就有所区别，顺产妈妈要补充糖类和蛋白质等物质，而剖宫产妈妈在产后6小时内不宜进食，6小时后要多吃可以排气的食物。在产后有些新妈妈会出现不适症状，饮食的安排也要能缓解这些不适症状。

重视情绪和心理护理

产后新妈妈由于身体不适和照顾宝宝的压力，再加上产后体内激素水平下降，容易引起情绪波动和心情变差。因此，在月子期内，新妈妈要学会调节情绪，尽快适应生活中的各种变化。当出现情绪波动时要学会克制，并保持平和的心态。丈夫和家人也要对新妈妈给予足够的关心和照顾，分担照顾宝宝的工作，让新妈妈感到安心，从而减少情绪低落发生的次数。

重视产后伤口和卫生护理

有些顺产妈妈会做阴道侧切，产后要随时注意伤口的变化，防止裂开。要保持局部清洁，勤换卫生护垫，以免感染。每天要用温水清洗外阴，不要用力做下蹲动作。剖宫产妈妈也要保持腹部切口的清洁干燥，每天查看伤口情况，还要进行消毒，活动量不要太大，也不要提重物。咳嗽、笑，下床前，可以用手及束腹带固定伤口部位，下床时可先侧卧，再用手支撑身体起床，避免用腹部力量坐起造成伤口缝线断裂。

重视产后健康检查

产后42天，新妈妈要带宝宝一起去医院进行体检。因为此时新妈妈身体各部位已基本恢复正常，应该去医院检查身体的恢复是否达标，以及检查宝宝的生长发育情况。产后检查能及时发现新妈妈的多种疾病，避免患病新妈妈对宝宝健康产生影响，还能帮助新妈妈采取合适的避孕措施。

根据季节坐月子

新妈妈坐月子不仅跟饮食、环境等因素有关，不同的季节坐月子的方式也有所不同。根据季节调整坐月子的方式，这样才能科学地坐月子，有利于新妈妈产后身体恢复和宝宝健康。

● 春季坐月子

春季天气多变，是细菌感染的高发期，新妈妈和宝宝应注意避免接触传染病患者，还要注意环境卫生。

衣着要求 春季天气渐渐暖和起来，但是昼夜温差大，新妈妈还是要注意保暖，要比常人多穿一件外衫，以免受凉引起感冒。因为在哺乳期感冒很麻烦，服用药物可能会影响到乳汁的分泌。

环境要求 由于春季容易滋生细菌，所以新妈妈和宝宝居住的房间要经常进行清洁和杀菌消毒，注意让房间通风换气，保持室内空气新鲜。

饮食调养 新妈妈在春季坐月子要多吃富含维生素的新鲜蔬菜和水果，如白菜、胡萝卜、菠菜等，要避免食用容易引起上火、咳嗽等症状的食物。

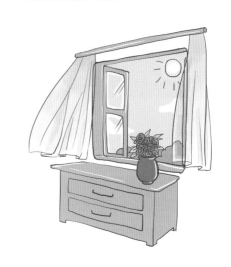

● 夏季坐月子

夏季天气炎热，新妈妈在身体和心理上都会感觉到不舒服，为了能够安全、平稳地度过月子期，新妈妈要以一个好的心态面对这些问题。

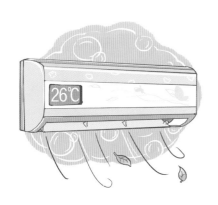

衣着要求 新妈妈白天可以穿短衣短袖，晚上和吹空调时宜穿长衣长袖，衣服的材质最好是纯棉的，要宽松，便于吸汗和透气。

环境要求 居室要定期通风，避免室内温度过高，开空调时，应保持室内温度在26℃以上，还要注意室内湿度，不能过于干燥。

饮食调养 饮食宜清淡，天气很炎热时也不要吃冰镇食物及冷饮，可以多喝清汤、白开水来补充身体所需水分。

● 秋季坐月子

秋天和春天一样，天气多变，新妈妈除了要注意根据天气添加衣服外，还要防风润燥，多呼吸新鲜空气。

衣着要求 昼夜温差大，新妈妈不管白天还是晚上都要多穿一件衣服，以免受凉感冒，还要保持衣服的清洁干爽。

环境要求 居室空气干燥的可安装加湿器，加湿空气的同时还可以净化空气，虽然气温还不是很低，但也要注意保持适宜的室内温度，要注意防寒保暖。

饮食调养 饮食除了要清淡以外，营养摄入也要均衡。秋季气候干燥，所以滋阴补肺是关键。且不可暴饮暴食，以免加重肠胃负担。

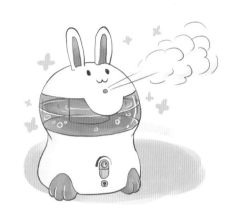

● 冬季坐月子

冬天气候寒冷，新妈妈要注意腰部、背部、双脚等部位的保暖，家中也要保持干净卫生。

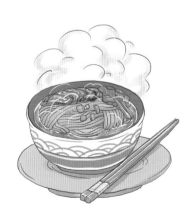

衣着要求 可根据室内温度选择衣服的厚度，天气寒冷，不宜出门，在家可以穿厚度适中的纯棉质睡衣。

环境要求 室内的温度应该保持在22℃~24℃，室内若开暖气，每天都要开窗通风换气，并且保持一定的湿度。

饮食调养 新妈妈不要吃凉性食物，食物要趁热吃，如果觉得水果等太凉，可先在温水里泡一会儿再吃。

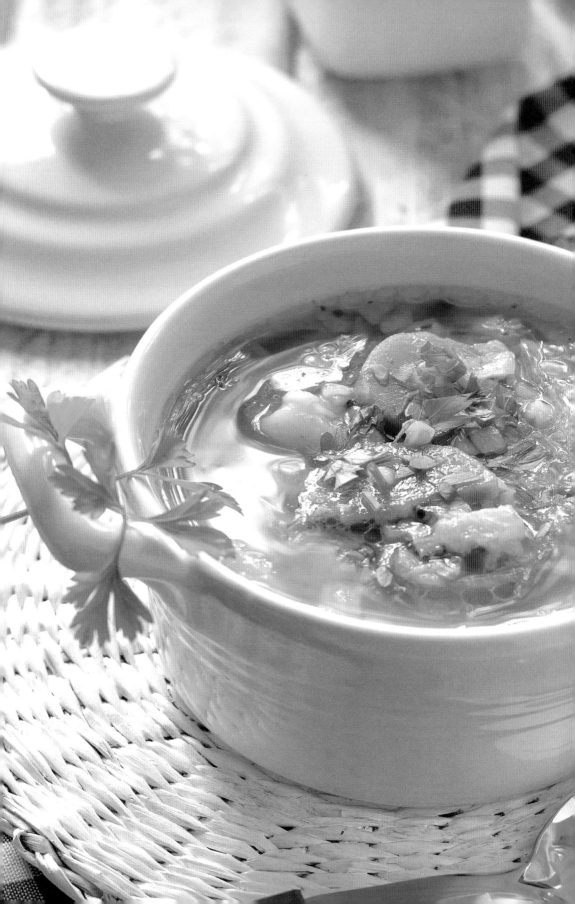

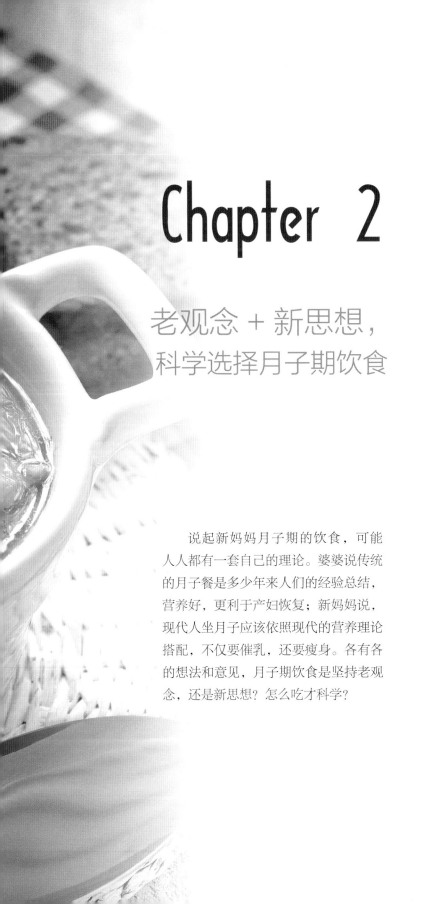

Chapter 2

老观念＋新思想，
科学选择月子期饮食

　　说起新妈妈月子期的饮食，可能人人都有一套自己的理论。婆婆说传统的月子餐是多少年来人们的经验总结，营养好，更利于产妇恢复；新妈妈说，现代人坐月子应该依照现代的营养理论搭配，不仅要催乳，还要瘦身。各有各的想法和意见，月子期饮食是坚持老观念，还是新思想？怎么吃才科学？

【老观念】月子饮食要谨慎

在我们的主观印象中，老一辈人坐月子的观念总是更多强调多吃鸡、猪蹄，不能吃寒凉、刺激性食物。这或许与我们所理解的饮食多样性有些不同，但细细琢磨，你会发现，老一辈的月子饮食观也有其可取之处。

♥ 产后宜多进食汤类食物

中医认为，乳汁乃是由气血化生，妇女在产后出现气血亏虚、津液缺乏的现象，很容易出现缺乳，不利于产后恢复。所以，我国民间有产后多喝汤的习惯，以滋生津液，调和气血而化生乳汁。与此同时，新妈妈生产完肠胃消化功能还没有完全恢复，很多新妈妈还有牙齿松动的情况。因此，新妈妈在产后多吃汤类食物，不仅易于消化吸收，还能补充身体所需的水分，满足哺乳的需要。

分娩后家里人少不了给产后的新妈妈炖一些营养丰富的汤，如鸡汤、鲫鱼汤、猪蹄汤、排骨汤等，认为这样可以补充营养，以促进身体早些康复，还可使奶水多分泌些。但要注意，刚刚分娩完的新妈妈乳腺还未畅通，如果产后立即大量喝汤，会导致乳汁瘀滞，影响正常哺乳。

♥ 喝"月子水"，补血行气

传统医学认为，产后新妈妈在生孩子时气血大耗，阳液劳损，喝一些不含酒精成分的米酒可以补血行气，促进血脉流通，调养周身气血，避免产后身体气血两虚，出现头晕、乏力、眼花、出虚汗及恶露不下或下之甚少等不适。同时，现代医学也证实，产后喝不含酒精成分的米酒可以帮助产后新妈妈避风寒，既可预防产后关节疼痛等诸多疾患，又能够通经活血、温补脾胃，还可促进乳汁分泌。

给产后新妈妈喝的"月子水"，不能含酒精，否则会抑制母乳分泌，影响宝宝心脑血管及神经系统发育（脑部发育），而且还会透过乳汁影响新生儿睡眠。不含酒精成分的米酒可以用来做菜煲汤，还可以做成月子饮料饮用。市面上的米酒买回来用3瓶煮成1瓶的做法很不科学，酒精挥发的程度人工无法准确控制，故不宜使用。

饮食宜清淡、易消化

月子里的食物都要尽量做得清淡，切忌顿顿大鱼大肉，盲目进补。食盐应少放为宜，但并不是不放或过少。

月子里的饮食应清淡适宜，即在调味料上，如葱、姜、大蒜、花椒、料酒应少于一般人的用量。过多过杂的香辛料或者原材料，会影响产后新妈妈奶水的分泌，导致虚火上升，产生便秘、口舌生疮等症，并且通过乳汁还可能导致婴儿内热。

产后新妈妈的饮食也应少放盐，避免过多盐分摄入使水分滞留在身体里，造成水肿。口味重的新妈妈应提高警惕，尽量不要食用腌制食品，也可以把家里的钠盐换成钾盐。

另外，为了食物易消化，营养保留全面，在烹调方法上也宜多采用蒸、炖、焖、煮的方式。

少吃多餐更舒适

产后新妈妈为满足身体修复和哺乳的需要，每日饮食总量会有所增加，同时由于产后的胃肠功能还没有恢复正常，每餐饮食量不宜过多。因此，产后新妈妈宜采取少吃多餐的形式安排一日饮食。

新妈妈每日定时定量用餐，既能保证营养，又不增加胃肠负担，让身体慢慢恢复。专家建议新妈妈在早上7点进食早餐，上午9:30加餐，午餐安排在12:00左右，下午15:30安排一次加餐，晚餐可以在18:00进行，睡前1小时还可以给新妈妈加餐。

产后饮食忌生冷

从医学的角度来说，产妇由于分娩消耗了大量体力，分娩后体内激素水平大大下降，新生儿和胎盘的娩出，都使得产妇代谢降低，体质大多从内热到虚寒。因此，中医主张产后宜温，产后新妈妈忌吃生食、冷食，尽可能不要吃存放时间较长的剩饭菜。另外，为了保证食品的卫生和利于食物消化，尽量不要吃凉拌菜和冷荤。

产后饮食忌辛辣刺激

食用辛辣食物，如辣椒，容易伤津、耗气、损血，加重气血虚弱，且容易导致便秘，进入乳汁后对婴儿也不利。浓茶、咖啡、酒精等刺激性食物会影响睡眠及肠胃功能，对婴儿也不利。

【新思想】科学调养好处多

　　产后调养，看似繁杂，如果新妈妈巧妙地落实到生活的各方面，从细节处抓起，一步一个脚印进行，这调养起来其实就是生活中的吃穿住行。把每日都要做的事情都做到科学，就顺手把身子调理好，新妈妈们何乐不为？

♥ 根据体质进补

　　大多数孕妇在怀孕期间，尤其是到了产前的最后阶段，体内的新陈代谢会比较旺盛，为了供给胎儿营养，吃得多，新陈代谢较快，体内阳气也盛。这种情况一般被称为"产前一团火"。分娩后，由于失血过多，会出现气血亏虚，常会感到怕冷、四肢冷、怕风等，表现为一片寒相，所以称为"产后一块冰"。但是在刚生产完的那段时间，特别是产后1周左右，新妈妈的新陈代谢仍然很旺盛，以热性体质居多。所以，新妈妈不要以为自己的体质是一成不变的，加之每个人的生理情况不一样，只有根据自己的体质进行调理，才能坐好月子。

不同体质特点及进补要点

体质类型	一般症状	进补要点
寒性体质	脸色苍白，比较怕冷或手脚冰凉，舌苔白，口淡不渴，大便稀软，易感冒等。	可吃些温热的食物，如乌鸡汤、麻油鸡等，不能吃油腻和寒性的食物。
中性体质	不热不寒，气色较好，皮肤有光泽，眼睛有神，精力充沛，睡眠和食欲也较好等。	饮食上无须特别注意，平时只需荤素搭配合理，养成良好的饮食习惯即可。
热性体质	面红目赤，很怕热，常常感觉口干舌燥，手脚心热，舌苔发黄，痰涕黄稠，舌质红赤等。	宜吃清淡多汁、偏凉性的食物，如白萝卜、黄瓜、竹笋等，消除体内的热气。
气虚体质	面色偏黄，目光少神，口唇色淡，动辄出汗，头晕健忘，大便正常，或有便秘但不结硬，或大便不成形，便后仍觉未尽，小便正常或偏多。情绪易不稳定。	宜食用具有补气作用的食物，性平、味甘或甘温之物，再配以营养丰富易于消化的平补食物。

体质类型	一般症状	进补要点
血虚体质	头晕眼花、心悸、失眠健忘、四肢麻木、面色苍白或萎黄、嘴唇色淡、奶水质稀量少等。	宜适当多吃甘、平、辛温食物，可选富含铁质的动物肝脏及血制品为主，再加含量丰富的蛋白质、维生素C等食物配合调养。
阳虚体质	腰膝酸软、畏寒惧冷、下肢冷痛、头晕耳鸣、尿意频数等。	宜适当多吃一些温阳壮阳的食物，以温补脾肾阳气为主。平时应少吃生冷黏腻之品，即使在盛夏也不要过食寒凉之品。
阴虚体质	脸色苍白，乏力，背部或腰膝部怕冷，容易大便稀溏、畏寒惧冷、头晕耳鸣、尿意频数等。	宜吃滋补肾阴的食物，如绿豆、鸭肉、百合、鸡蛋、豆腐等，不宜多吃热性食物。

♥ 分阶段进补更科学

新妈妈在月子期，身体分为四个恢复阶段，应该根据每个阶段不同的恢复需求，结合新妈妈的个人恢复状况进行"排、调、补、养"全面的膳食调理。

产后第 1 周

这一阶段，新妈妈身体以排出腹内的恶露、废水、废气及废物为主，月子餐的主要功效是补气血，促进伤口愈合。新妈妈在这一阶段都会感觉身体虚弱、胃口差。这时，给新妈妈的饮食宜清淡、开胃，并注意荤素搭配，以促进新妈妈的食欲和营养的吸收。这一阶段不宜给新妈妈食用党参、黄芪等补气血的药材，以免增加产后出血量。

产后第 2 周

经过一周的调理，新妈妈分娩时的伤口基本已经愈合，到此周则是子宫、盆骨收缩的关键时期，且由于新妈妈胃口有所好转。此阶段可以食用一些有补血养气功效的食物，如动物肝、动物血等，以调理气血，促进伤口愈合。

产后第 *3~4* 周

进入产后第3周，新妈妈的身体逐渐恢复，需要通过饮食调理达到增强体质、滋补元气、促进乳汁分泌的目的。此阶段，各种营养素都应均衡摄取，食物的特点是既要补益精血，又要促进乳汁的分泌，同时为产后瘦身做准备。

产后第 *5~6* 周

新妈妈的身体各器官逐渐恢复到产前的状态，进一步调整产后的健康状况是这一阶段新妈妈的调理重点。此阶段的饮食结构和上一阶段相差不大，增强机体抵抗力、催乳都是侧重点。

❤ 饮食应丰富，营养须均衡

五谷杂粮、鸡鱼肉蛋、新鲜蔬果等不同的食物能提供给人体不同的营养，只有均衡摄取，才有利于健康。尤其是对于月子期新妈妈来说，摄取丰富且均衡的营养对身体恢复和宝宝健康至关重要。

一般的情况是主张产后吃荤大补，蛋类、鱼肉类是饮食首选，但却忽视了蔬菜、水果等素食，导致营养不全、不均衡。就蛋白质而言，荤素食物搭配有利于蛋白质的互补。从消化吸收的角度来看，摄入荤食过多有碍胃肠功能，难以消化，还会降低食欲。而素食不但含有荤食所不具有的营养物质，还含有纤维素，能促进胃肠蠕动，利于消化，还可预防产后便秘。

因此，产后新妈妈的饮食应尽量做到食物种类丰富多样，荤素食物健康搭配。而就新妈妈自身来说，应尽量不偏食、不挑食。

❤ 哺乳妈妈可适量补钙

研究表明，孕产后新妈妈低钙症状的发生率达60%，产后骨质疏松症的患病率达10%以上。怀孕期间，为满足宝宝生长发育的需要，孕妈妈体内的钙消耗较大，如果产后还要哺乳，则对钙质的需要更多。如果哺乳妈妈缺钙，则容易出现牙齿松动、怕凉，甚至抽筋、腿脚无力、骨质疏松等症状。

另外，钙是体内多种酶的激活剂，当体内钙缺乏时，蛋白质、脂肪、碳水化合物就不能被充分利用，就会产生乳汁不足现象。

因此，为了新妈妈自身和宝宝的健康，产后新妈妈都应该适量补钙。新妈妈补钙可多吃钙含量高的食物，如虾、牛奶、豆腐等。为促进身体对钙的吸收，新妈妈还可多吃新鲜蔬果，以补充维生素C。

💗 产后多喝水

产后新妈妈常有多尿、多汗的情况，还要给宝宝哺乳，身体排出的水分更多。如果新妈妈产后限制饮水或饮水不足，则有可能造成生理性脱水或奶水不足。

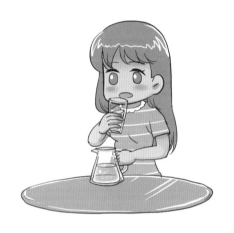

产后新妈妈适量补水，除了多吃汤类食物外，还要多喝水，保证每天饮用1200~2000毫升的水。产后新妈妈的饮用水应以白开水为主，可适量饮用月子水，但不宜喝可乐、咖啡、茶等。

💗 忌产后立即大补

经过分娩，原则上产妇需要立即进补。但是，产后进补不可一概而论。毕竟每个人的原有体质都不一样，生产过程中也会出现不同的情况。一般来说，产后不宜立即大补，否则会加重产妇的消化系统负担，严重者还可能引起身体不适。比如，产后急于服用人参，会使新妈妈神经兴奋难以安睡，影响身体恢复，另外还会加速血液循环，对新妈妈健康不利。

产后进补宜安排在产后1周后，至于是否需要补，具体怎样补，最好到医院向专业医师咨询，做个性化处理。

对一般的正常分娩，虽然分娩过程中会耗气伤血，但只要分娩过程中和产后没有大出血，也没有出现产程过长的情况，那就不需要特殊进补，尤其是大补。只需以适当饮食调养，就能够自行恢复。

如果产后体质以瘀为主，也就是产后恶露不尽，下腹隐痛，那就不能进补。一方面进补可能会助瘀化热，另一方面补药滋腻，还会妨碍瘀邪的排出。

如果产后身体兼有内热，那就更不能进补了，否则会助热生火，加重病情。

【观念PK】新老观念对对碰

坐月子时，有多少你被要求遵守的老规矩，是跟你在书本上看到的知识不同甚至相悖的？那些所谓的老经验一定有道理吗？有多少是已经落后甚至违背科学的？新老观念碰撞下，新妈妈应如何平衡与选择？

月子要忌口 PK 我想吃什么就吃什么

老观念： 经历分娩，产妇身体也发生了很大的变化，为了日后的健康和哺乳的需要，有些食物不能吃，必须要忌口。

新思想： 产后需要充足丰富的营养素，主副食都应多样化，仅吃一两样食物不仅不能满足身体的需要，也不利于乳腺分泌乳汁。

专家观点

月子期饮食宜丰富多样，但也应适当忌口，如辛辣刺激、生冷、具有回乳功效的食物都不宜食用。

月子里要多喝红糖水 PK 红糖水喝多了不好

老观念： 产妇在生孩子时气血大耗，多喝红糖水可促进血脉流通，调养周身气血，避免产后身体气血两虚，出现头晕、乏力、眼花等不适。

新思想： 由于现在的产妇多为初产，子宫收缩功能大多比较好，如果红糖水喝得过久，反而会使淤血排出增多，导致慢性失血性贫血，且影响子宫恢复。

专家观点

新老观念都各有道理，红糖营养丰富，释放能量快，营养吸收利用率高，具有温补性质，产后新妈妈可以适量饮用红糖水，但服用时间最好控制在10天左右。喝红糖水时应煮开后饮用，不要用开水一冲即饮，因为红糖在贮藏、运输等过程中，容易产生细菌，有可能引发疾病。

不能吃水果 PK 水果有营养，可以吃

老观念：水果属于生冷食物，产妇脾胃虚弱，月子里最好不要吃水果，以防日后经常胃肠不舒服或容易泻肚，还可能伤了牙齿。

新思想：水果中的营养是无法完全通过肉类摄取的，坐月子要吃水果才能保证营养均衡。

专家观点

　　对产后新妈妈来说，身体的恢复、乳汁的分泌都需要大量的维生素，尤其是维生素C具有止血和促进伤口愈合的作用，适量食用新鲜水果，可以满足新妈妈对这些营养素的需求。不过，新妈妈在吃水果时要注意，水果要洗净后再吃。

坐月子必须好好补 PK 合理饮食比"大补"更重要

老观念：分娩后，新妈妈的身体比较虚弱，月子期应该吃一些大补的汤好好补身子。

新思想：如果月子期过分强调滋补，天天大鱼大肉，不注重荤素搭配，反而会对身体造成不利的影响。

专家观点

　　月子期是调养体质的关键时期，也是催乳和身体恢复的重要时期，好好补补对身体有益。然而，每个人的体质不一样，且产后进补也有诸多禁忌，如果产后饮食丰富、营养均衡，则不需要"大补"。

月子里多吃鸡蛋好 PK 鸡蛋并非吃得越多越好

老观念：鸡蛋可以补血，是滋补身子的最好食品，吃得越多越好，会使产妇元气恢复得快。

新思想：鸡蛋并不是吃得越多就越好，如果吃得过多，身体不但吸收不了，还会影响肠道对其他食物的吸收。

专家观点

　　虽说鸡蛋营养丰富，但吃得太多，导致蛋白质过剩，会增加肾脏负担，而富余的部分也都转化成脂肪储存在体内了，还会影响其他营养的吸收。一般而言，产后新妈妈每天吃2个鸡蛋为宜。

【专家课堂】合理饮食更安心

传统的月子饮食可以说是谨慎、小心又充满了诸多的禁忌，而如今，坐月子新理念越来越受年轻人欢迎，传统月子食谱的禁忌在人们的心目中也越来越淡了。但是，新旧观念下的月子饮食无时无刻不在交锋，月子期究竟怎么吃，听听专家怎么说。

♥ 月子期营养补充有讲究

月子期间的营养补充也是有讲究的，并非鸡蛋、红糖吃不停，也不是鸡鸭鱼肉餐餐补，而是要根据新妈妈的身体恢复情况和体质，科学、合理地进行补充，否则过量或不当摄取营养很容易导致产后肥胖或产后并发症的发生。

● 蛋白质

蛋白质是修复人体组织器官的基本物质，对产后新妈妈身体的恢复起到了关键性的作用。如果新妈妈体内缺乏蛋白质，还会减少乳汁的分泌。产后新妈妈每日需要蛋白质约90~100克，较正常的妇女多20~30克，瘦肉、鱼、乳类、禽类、花生、豆类及其制品都是新妈妈较好的蛋白质来源。

产后新妈妈通过饮食补充蛋白质时要注意，尽量通过增加食物种类来补充，肉类、蛋、谷物、豆类、奶类都要适量摄取。

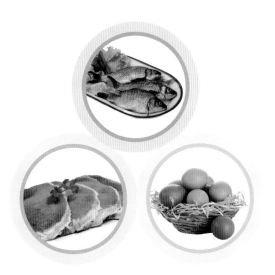

● 维生素

维生素是人体不可缺少的营养成分。产后新妈妈除对维生素A的需要量增加外，其余各种维生素的需要量均较孕前有所增加。因此，产后膳食中各种维生素必须相应增加，以维持产后新妈妈的自身健康，促进乳汁分泌，保证供给婴儿的营养成分稳定。产后新妈妈可以多吃新鲜蔬果补充维生素。

乳母每日维生素推荐用量

维生素A	维生素B₁	维生素B₂	维生素B₆	维生素D	维生素C	维生素E
1200微克 维生素A当量	1.8 毫克	1.7毫克	1.9毫克	400国际单位	130毫克	14 毫克 α 生育酚当量

● 钙和铁 ----------------------------------

由于妈妈本人和新生宝宝都需要钙，所以月子里的新妈妈需要补钙，大概每天需要摄取1200毫克。由于生产时失血和产后虚弱，新妈妈还需要补充足量的铁，以促进恢复。

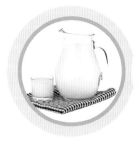
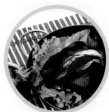

● 膳食纤维 ----------------------------------

膳食纤维又叫食用纤维，是不能为人体消化酶所消化的多糖类碳水化合物的总称，包括纤维素、半纤维素、果胶、木质素等。膳食纤维有很强的吸水能力，可明显增加粪便的体积，并软化粪便，同时促进消化道的蠕动，促使其排出。产后新妈妈保证膳食纤维的摄取可有效预防产后便秘的发生。

💗 产后饮食要适量

"吃"是很多产后妈妈的一块心病，就是因为营养和脂肪之间的纠结。吃多了，怕身材发胖，不利于新妈妈的健康和身材恢复；吃少了，又担心新妈妈的元气无法恢复，母乳中的营养也会不够。如何控制月子里的饮食，既保证营养又不增加额外的热量，想必是所有新妈妈都很感兴趣的问题。

哺乳期的新妈妈每天需要比孕前的正常状态多摄入500千卡的热量，也就是说比孕前每天多吃500千卡热量的食物即可。如果将可提供90千卡热量的食物重量作为一个交换份，以此来计算摄取的热量则会简单、方便得多。一般来说，25克主食、500克蔬菜、1个鸡蛋、50克肉、250毫升奶、200克水果都可以提供90千卡的热量。新妈妈只需要控制自己每日增加的食物量即可控制每日摄入的热量。

❤ 产后新妈妈可依情况喝一点生化汤

生化汤主要由当归、川芎、桃仁、干姜、炙甘草组成，有养血、活血、补血、祛恶露的功效。生化汤药性偏温，为产后血虚受寒，淤阻胞宫而设。生化汤并非产后常规用药，一定要经过中医师诊断，并配合自己的体质使用。如果产后恶露过多、出血不止、血色鲜红夹淤块，辩证属热，应在医生指导下对症施药，不可盲目服用生化汤。

一般情况下，顺产产妇在产后第3天就可以开始喝生化汤，而剖宫产妈妈在使用子宫收缩剂期间，同样不用生化汤。生化汤一般为1天1帖，分成早晚两次服用，自然产约服7帖，剖宫产约服5帖，空腹喝效果更佳。

喝生化汤不要超过产后2个星期，因为在这之后，生化汤反而对子宫内膜的新生造成负面影响，它会让新生子宫内膜不稳定，反而会出血不止。

在服用生化汤期间，如果产妇有感冒、产后发烧、产后感染发炎、异常出血、咳嗽、喉咙痛的症状须尽速回诊，且不宜继续服用生化汤。如果在服用生化汤之后，出现拉肚子的情况，也须请中医师再做调整。

另外，产妇还需根据产后恶露的颜色、量、嗅味等特点，积极配合医生进行调整。如果出现异常，则应及时就医。

❤ 月子里不宜"忌盐"

老人们认为月子里吃盐不利于下奶，而且还会伤肠胃，所以总是一点盐也不放，但其实这样的做法并不可取。新妈妈们由于产后出汗较多，乳腺分泌旺盛，体内的盐分很容易流失，若不能适量补充，不但不利于身体的恢复，对乳汁的分泌也会有影响。一般来说，月子饮食中的盐分减少平常量的1/3即可。

❤ 高龄产后新妈妈宜温补不宜大补

很多高龄产后新妈妈产后体质比较虚弱，而且身体恢复困难，以为需要补充大量的营养才能促进产后身体的恢复，因此在产后就大量进食具有滋补功效的食物，殊不知这样反而对身体有害。高龄妈妈产后体质多虚寒，饮食宜温，产后立即大补，容易出现虚不受补的情况，尤其是产后两周内不宜大补，饮食重点应为促进新陈代谢，排出体内过多水分，促进恶露排出。补过量容易导致营养过剩，产生肥胖，增加产后恢复的难度，还容易使体内糖和脂肪代谢失调，从而引发各种疾病。大补后，乳汁中的脂肪含量过多，也容易造成宝宝难以吸收或肥胖。每位高龄产后新妈妈的体质都有所不同，对营养的需求也不完全相同，不适当或过量补充营养品或中药补品，反而有害身体。

剖宫产妈妈产后 6 小时应禁食

手术容易使肠道受刺激而使其功能受到抑制，肠蠕动减慢，肠腔内有积气。因此，术后会有腹胀感。为了减轻肠内胀气，暂时不要进食。待6小时后可以喝点温开水或一些排气类食物，如萝卜汤，以刺激肠道蠕动，促进排气。待24小时胃肠功能恢复后，进食流食1天，如蛋汤、米汤等。当产妇排气后，饮食可由流食改为半流食，适宜进食富有营养并易消化的食物，如蛋汤、稀粥、面条、馄饨等，然后依产妇体质逐渐恢复到正常饮食。

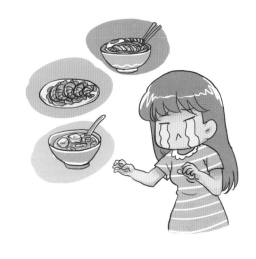

剖宫产后不宜吃胀气食物

有些产妇刚做完剖宫产手术，家人便开始大量提供牛奶、糖类、黄豆、豆浆等食物。这些食物食用后会促使肠道产气，使产妇发生腹胀。剖宫产手术会使肠肌受到刺激，导致肠腔内有积气，容易在术后产生腹胀。所以，剖宫产后不宜吃胀气食物。

产后催乳要循序渐进

产后新妈妈为了保证乳汁分泌，大多会选择喝催乳汤来催乳，但一般建议在产后第3天开始给新妈妈喝催乳汤。过早喝催乳汤，会使乳汁下来过快过多，宝宝胃容量小，且吮吸母乳能力较差，吃的乳汁并不多，不但会造成浪费，还会使妈妈乳管堵塞而出现乳房胀痛；过晚喝催乳汤又会使乳汁下来过慢过少，妈妈会因无奶而心情紧张，泌乳量会进一步减少，形成恶性循环。

新妈妈需要进补催乳，在把握催乳时机的基础上，还应特别注意饮食均衡，多摄取富含优质蛋白的食物，还可以选用特效的催乳食物，如黄花菜、鲫鱼、猪蹄、青豆、茭白等。哺乳期妈妈在饮食上还应特别避开回乳食物。大麦及其制品、人参、韭菜、韭黄、花椒等食物有回乳的作用，所以产后哺乳的新妈妈应忌食。另外，凉性的食物大多会回乳，比如菊花茶、瓜类、薄荷等。

💗 非哺乳妈妈的饮食要点

尽管非哺乳妈妈没有哺乳任务，但经历了分娩的痛苦，身体恢复仍需要保证充足的营养供给。除了一般的坚持饮食丰富多样、根据体质进补之外，非哺乳妈妈应尽量少吃具有催乳功效的食物，如猪蹄、茭白、鲫鱼等。另外，还需要吃一些具有回奶作用的食物，如麦芽、麦乳精、小麦、大麦等。

💗 产后忌节食减肥

有的产妇在宝宝出生后为恢复到孕前的身材，就采取节食的方式减肥。这种心情可以理解，但是这种急于恢复体形的做法是不恰当的。因为，产妇在生完孩子后，并不是就"大功告成"了，而是会很快地进入哺乳期，担负起为孩子哺乳的重任。哺育婴儿需要大量的营养物质，如果产妇产后急于节食，势必会影响到乳汁的质量，甚至造成乳汁不足，从而间接影响到婴儿的健康，容易导致婴儿体质弱，营养不良。另外，产妇在产后体质也较弱，必须通过充足的营养补充来提高自己的身体素质，恢复身体功能。如果盲目节食，营养跟不上，身体将很难恢复到产前的健康水平，甚至留下"月子病"，造成难以挽回的遗憾。

因此，新妈妈产后不宜采取节食的方法减肥，特别是哺乳者。

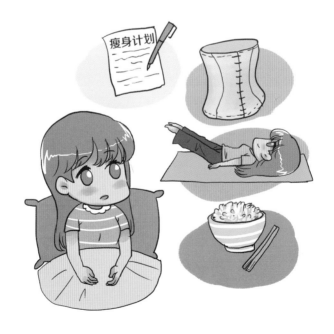

哺乳妈妈宜忌吃食物全知道

为方便哺乳妈妈饮食选择，下面特别将其月子期宜忌吃食物以表格的形式呈现。

哺乳妈妈月子期宜忌吃食物表

食材类别	宜吃食物	忌吃食物
五谷类	小米、黑米、黑豆、黄豆、红豆、黑芝麻、杏仁、花生、核桃	小麦、大麦、荞麦
肉类、蛋类	猪肝、猪血、猪蹄、牛肉、鸡肉、猪肚、乌鸡、鸡蛋	腊肉、火腿
水产海鲜类	鲈鱼、鲫鱼、鲤鱼、草鱼、鳝鱼、虾、海参	螃蟹、田螺、鱿鱼
蔬菜菌菇类	南瓜、菠菜、山药、牛蒡、黄豆芽、土豆、金针菇、黑木耳、香菇、银耳	辣椒、韭菜、马齿苋、苦瓜、木耳菜、莼菜、草菇
水果	苹果、香蕉、橘子、葡萄、木瓜、猕猴桃、橄榄	西瓜、柿子
中药类	莲子、玉竹、芡实、薏米、当归、枸杞、红枣、桂圆	麦芽、大黄、薄荷、金银花
其他	牛奶	巧克力、咖啡、茶、酒类、味精、小茴香、胡椒

【专家亲授】月子期饮食实践方案

产后第 1 周饮食推荐

扫扫二维码 轻松同步做美味

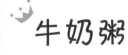

牛奶粥

营养功效 牛奶具有补充钙质、增强免疫、开发智力等功效，与大米一起煮粥，便于新妈妈产后吸收，还能为乳汁分泌提供丰富的营养物质，保证宝宝有充足的食物，对产后恢复也十分有利。

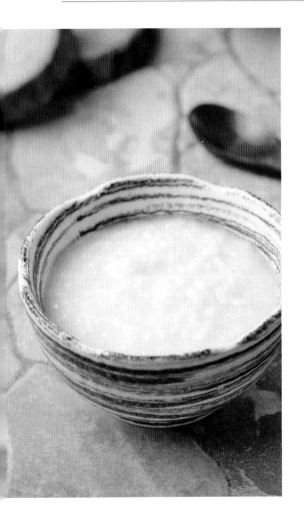

原料

牛奶400毫升，水发大米250克

烹饪技巧

煮沸后牛奶中的钙与磷酸会产生沉淀现象，从而降低牛奶的营养价值，因此，牛奶可以晚些放。

做法

1 砂锅中注入适量的清水，大火烧热，倒入牛奶、大米，搅拌均匀。

2 盖上锅盖，大火烧开后转小火煮30分钟至熟软。

3 掀开锅盖，持续搅拌片刻。

4 将粥盛出装入碗中即可。

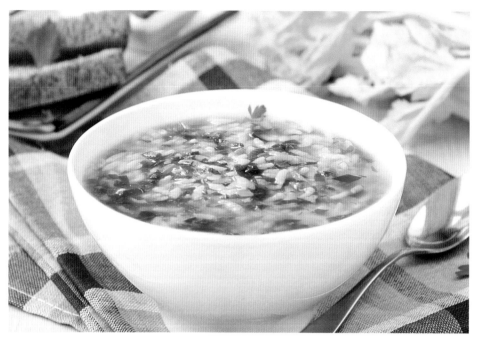

菠菜粥

轻松同步做美味 扫扫二维码

营养功效 菠菜含有含氟-生齐酚、6-羟甲基蝶陡二酮及微量元素物质，能促进人体新陈代谢，增进身体健康。产后新妈妈食用菠菜粥，可起到促进恶露排出、理气补血的功效。

原料

水发大米 100 克，菠菜 45 克

调料

盐少许

烹饪技巧

菠菜根膳食纤维含量较高，不宜丢弃。

做法

1. 择洗好的菠菜切成末，备用。
2. 砂锅中注入适量清水烧开，倒入洗净的大米，搅拌匀。
3. 盖上锅盖，烧开后用小火煮约 30 分钟至大米熟软。
4. 揭开锅盖，倒入菠菜末，拌煮至完全熟软。
5. 加入少许盐，拌煮片刻至食材入味。
6. 关火后盛出煮好的粥，装入碗中即可。

虾仁面

营养功效 虾仁含丰富的蛋白质和维生素等营养物质，能提高新妈妈产后的抵抗力，促进身体恢复，与胡萝卜、玉米、莴笋等营养丰富的食物搭配，可以促进新妈妈的食欲，补充多种营养素。

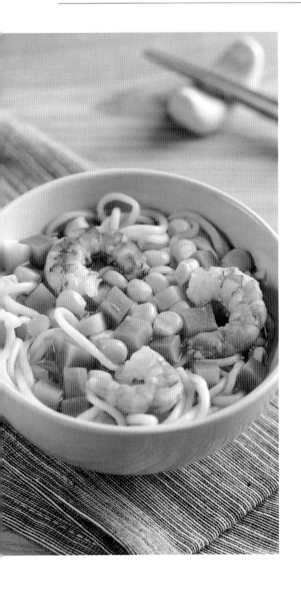

原料

虾仁50克，胡萝卜、玉米各30克，莴笋20克，挂面100克

调料

盐、食用油各适量

烹饪技巧

面条比胡萝卜、莴笋更易熟，可以后放入。

做法

1　虾仁洗净；胡萝卜、莴笋切成丁。

2　锅中注水烧开，下入面条，加入食用油。

3　倒入胡萝卜、玉米、莴笋，煮至沸，加入洗净的虾仁。

4　加盐，煮至食材熟软后盛出装腕。

肉末蒸菜心

轻松同步做美味
扫扫二维码

营养功效 菜心含钙、铁、维生素 A、维生素 C 等营养成分，产后新妈妈适量食用菜心可起到增强免疫力、预防缺铁性贫血、预防便秘的作用。

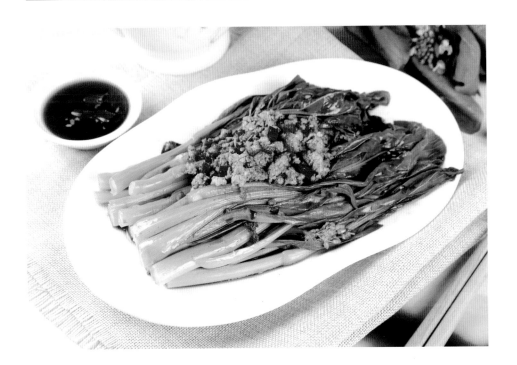

原料

菜心200克，肉末30克，红椒丁5克，姜末2克

调料

胡椒粉少许，生抽5毫升，食用油适量

烹饪技巧

菜心蒸制前加入少许食用油，拌匀，可保持菜叶的鲜亮色泽。

做法

1　肉末放入碗中，加入红椒丁，撒上姜末。

2　加入胡椒粉、生抽，搅拌均匀，腌渍约10分钟。

3　备好电蒸锅，烧开水后放入洗净的菜心。

4　盖上盖，蒸约5分钟，至食材熟透。

5　断电后取出蒸好的菜心，待用。

6　用油起锅，倒入腌渍好的肉末，炒匀炒透，关火待用。

7　取蒸熟的菜心，淋上余下的生抽，倒入炒熟的肉末，摆好盘即可。

轻松同步做美味
扫扫二维码

脱脂奶鸡蛋羹

营养功效 鸡蛋中的蛋白质、钙等含量丰富，有补充体力，提高人体免疫力等作用。鸡蛋中加入脱脂牛奶，可使食物口感更佳，便于新妈妈食用，也不会使新妈妈囤积过多的脂肪。

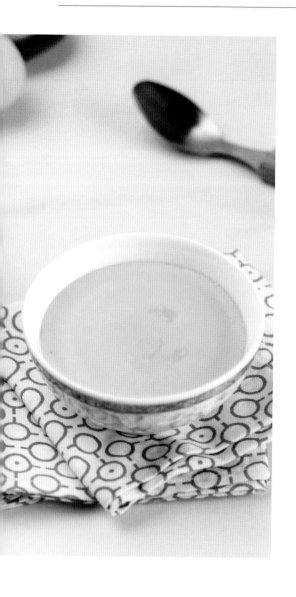

原料

鸡蛋2个，脱脂牛奶150毫升

烹饪技巧

蒸蛋前，在碗底刷一层薄薄的芝麻油，蛋羹不沾碗。

做法

1 把鸡蛋打入碗中，搅散、拌匀，倒入备好的脱脂牛奶，搅拌匀。

2 注入少许清水，搅拌匀，制成蛋液，待用。

3 取一蒸碗，倒入调好的蛋液，至八分满，覆上一层保鲜膜，盖好，静置一小会，待用。

4 蒸锅上火烧开，放入蒸碗。

5 盖上盖，用大火蒸约10分钟，至食材熟透。

6 美火后揭开盖，取出蒸碗，稍微冷却后去除保鲜膜即可。

健脾山药汤

营养功效　新妈妈产后脾胃功能较弱，而山药含有黏液蛋白、淀粉酶、卵磷脂等营养成分，具有健脾胃、安心神、滋阴等功效，煮汤食用，易于消化吸收。

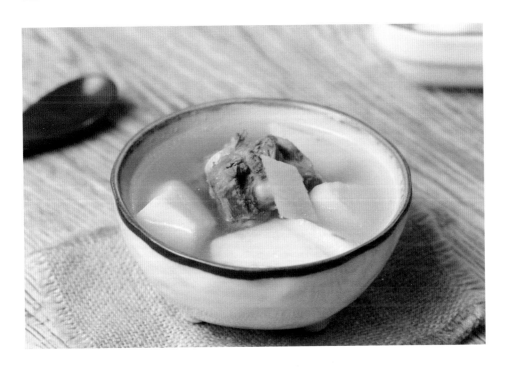

原料

排骨250克，姜片10克，山药200克

调料

盐2克，料酒5毫升

烹饪技巧

山药去皮后，可在手上涂少许食盐或醋再切山药，这样就不会滑手了。

做法

1　锅中注水烧开，放入切好洗净的排骨。

2　加入少许料酒，拌匀，焯煮约5分钟至去除血水及脏污，捞出焯好的排骨，装盘待用。

3　砂锅中注水烧开，放入姜片，倒入焯好的排骨，加入料酒，拌匀。

4　盖上盖，用小火煮30分钟至排骨八九成熟；揭盖，放入洗净切好的山药，拌匀。

5　盖上盖，用大火煮开后转小火续煮30分钟至食材入味；揭盖，加入盐，拌匀。

6　关火后盛出煮好的汤，装碗即可。

南瓜清炖牛肉

营养功效　牛肉可为产后新妈妈身体恢复提供蛋白质、钙和维生素，起到补脾胃、益气血等功效；南瓜也有为新妈妈补血和增强免疫力的作用，并能促进消化，二者都是对产后恢复有利的食材。

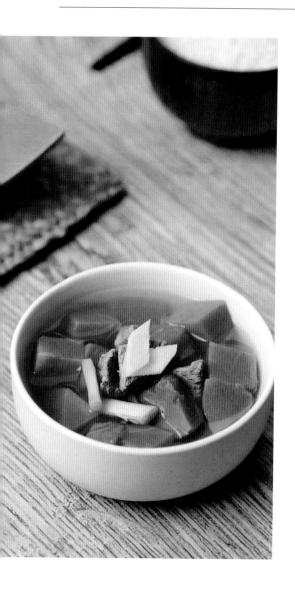

原料

牛肉块300克，南瓜块280克，葱段、姜片各少许

调料

盐2克

烹饪技巧

炖煮牛肉时，可以加入少许橘皮或少许料酒、醋，牛肉更易软烂，缩短炖煮时间。

做法

1　南瓜去皮，清洗干净，切成小块。

2　洗净的牛肉切成小块。

3　砂锅中注入适量清水烧开，倒入洗净切好的南瓜、牛肉块、葱段、姜片，搅拌均匀。

4　盖上盖，用大火烧开后转小火炖煮约2小时至食材熟透。

5　揭开盖，加入盐，拌匀调味，用汤勺掠去浮沫。

6　盛出煮好的汤料，装碗即可。

月子生化汤

营养功效 当归、川芎、桃仁、烤老姜、炙甘草五种材料搭配一起，对改善产妇产后血虚、产后恶露不能排出都有很好的作用。

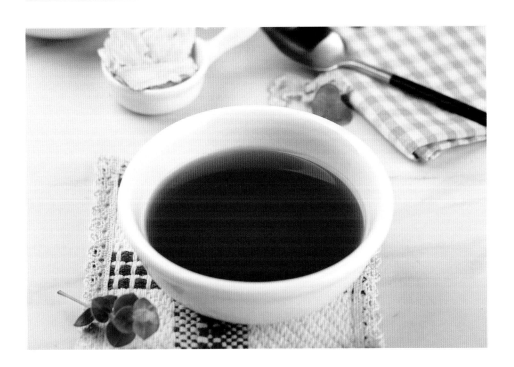

原料

生化汤汤料包1包（当归、川芎、桃仁、烤老姜、炙甘草）

烹饪技巧

第一次过滤出的药渣不宜直接倒掉，可以再加水熬煮，与第二剂混合饮用。

做法

1 将当归、川芎、桃仁、烤老姜、炙甘草用清水洗净，置于清水中泡约8分钟，待用。

2 砂锅中注入适量清水，放入泡好的药材。

3 盖上盖，烧开后转小火煮约60分钟；揭盖，盛出煮好的药汁，待用。

4 砂锅中再次注入适量清水，盖上盖，烧开后转小火续煮约60分钟。

5 关火后揭盖，盛出煮好的药汁。

6 饮用时将两次煮好的药汁混合均匀即可。

扫扫二维码 轻松同步做美味

蔬菜骨汤面片

营养功效 黄瓜、胡萝卜、白菜等新鲜蔬菜可为新妈妈补充膳食纤维和维生素，木耳中富含铁、钙等成分，搭配高营养的猪骨汤，有助于产后新妈妈补血、补充营养。

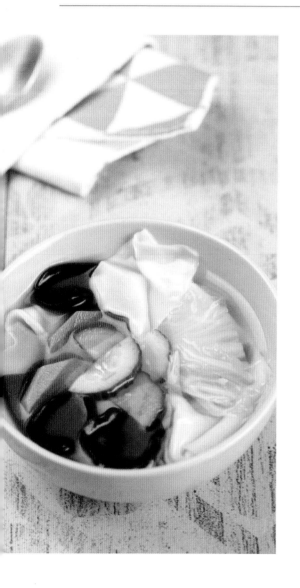

原料

黄瓜30克，胡萝卜35克，水发木耳、白菜各10克，馄饨皮100克，猪骨汤300毫升

调料

盐、鸡粉各2克，芝麻油5毫升

烹饪技巧

馄饨皮易碎，煮制时间不宜过久。

做法

1　洗好的黄瓜对半切开，再切片；洗净去皮的胡萝卜对半切开，再切片，备用。

2　锅中注入适量清水烧热，倒入猪骨汤，用大火煮至沸，放入胡萝卜、馄饨皮，拌匀。

3　放入木耳、白菜，拌匀，煮约3分钟至食材熟软，加入盐、鸡粉、芝麻油，拌匀，略煮片刻至食材入味。

4　关火后盛出煮好的面片，装入碗中，放上切好的黄瓜。

5　盛入适量锅中的汤水即可。

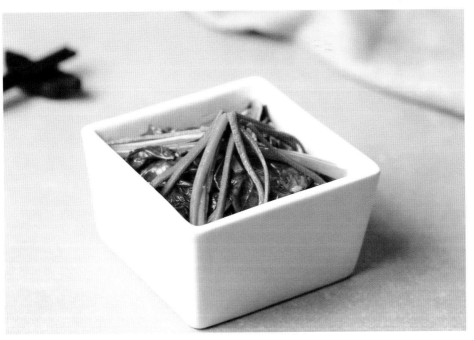

胡萝卜炒菠菜

轻松同步做美味
扫扫二维码

营养功效 胡萝卜搭配富含铁和多种矿物质的菠菜一起食用，对产后贫血和体质虚弱的新妈妈有益，可促进其身体恢复，又不会增加身体负担。

原料

菠菜180克，胡萝卜90克，蒜末少许

调料

盐3克，鸡粉2克，食用油适量

烹饪技巧

炒制菠菜前，可以先用开水烫一下菠菜，以去除草酸，减轻涩味。

做法

1 将洗净去皮的胡萝卜切片，再切成细丝；洗好的菠菜切去根部，再切成段。

2 锅中注入适量清水烧开，放入胡萝卜丝，撒上少许盐，搅匀，煮约半分钟，至食材断生后捞出，沥干水分，待用。

3 用油起锅，放入蒜末，爆香，倒入切好的菠菜，快速炒匀，至其变软。

4 放入焯煮过的胡萝卜丝，翻炒匀，加入盐、鸡粉，炒匀调味。

5 关火后盛出炒好的食材，装入盘中即成。

猪肝鸡蛋羹

营养功效 猪肝含有丰富的铁和磷，这些是造血不可缺少的原料，对新妈妈产后补血作用明显，还具有增强免疫力的功效，与鸡蛋同食，可增强体质、益气补虚，特别适合产后身体虚弱的人食用。

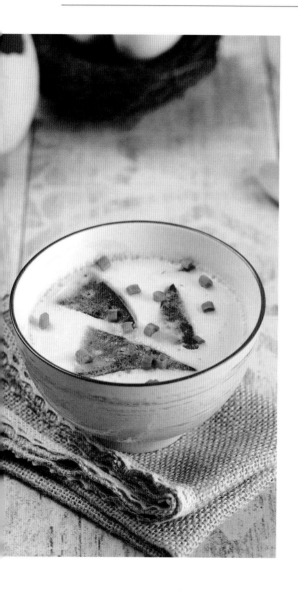

原料

猪肝90克，鸡蛋2个，葱花4克

调料

盐、鸡粉各2克，料酒10毫升，芝麻油适量

烹饪技巧

猪肝洗净剥去薄皮后，可用牛奶浸泡一会，有助于去除异味。

做法

1　洗净的猪肝切片。

2　锅中注水烧开，倒入切好的猪肝片，焯约30秒至去除血水和脏污，捞出，沥干水分，装盘待用。

3　取空碗，倒入适量清水，加入盐、鸡粉、料酒，搅拌均匀，打入鸡蛋，搅拌均匀成蛋液。

4　取干净的盘子，将焯好的猪肝铺匀，倒入搅匀的蛋液，封上保鲜膜。

5　电蒸锅烧热，放入食材，加盖，调好时间旋钮，蒸10分钟至熟。

6　揭盖，取出蒸好的猪肝鸡蛋羹，撕去保鲜膜，淋入芝麻油，撒上葱花即可。

牛奶红枣炖乌鸡

轻松同步做美味
扫扫二维码

营养功效 牛奶含有蛋白质、乳糖等成分，具有补充钙质、美容润肤、安神助眠等功效；而乌鸡含有维生素 E、铁等成分，具有益气补血、滋补肝肾等功效。

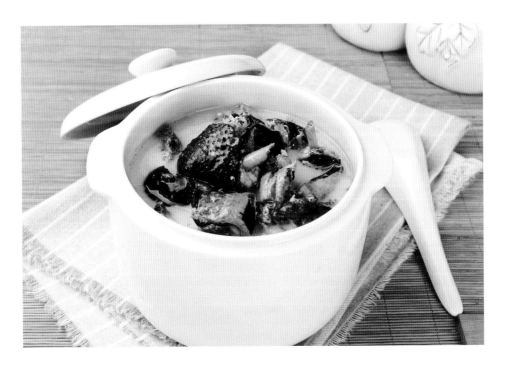

原料

乌鸡块370克，牛奶100毫升，红枣35克，姜片少许

调料

盐2克，鸡粉2克，白胡椒粉适量

烹饪技巧

给乌鸡汆水时可加入些许姜片，口感会更好。

做法

1 洗净的红枣切开，剔去枣核，待用。

2 锅中注入适量的清水大火烧开，倒入洗净的乌鸡块，汆煮去除血水和杂质，将乌鸡块捞出，沥干水分，待用。

3 取一炖盅，倒入乌鸡块、姜片、红枣，倒入牛奶，注入适量的清水至没过食材。

4 加入盐、鸡粉、白胡椒粉，拌匀，盖上盖。

5 电蒸锅注水烧开，放入炖盅，盖上锅盖，调转旋钮定时2小时。

6 掀开锅盖，取出炖盅即可。

冬瓜黄豆山药排骨汤

营养功效 排骨具有益气补血、滋阴、增强免疫力等功效；黄豆含有丰富的蛋白质，可补虚开胃，是适合体质虚弱的新妈妈补益的食物，二者搭配冬瓜、山药还能提高母乳的质量。

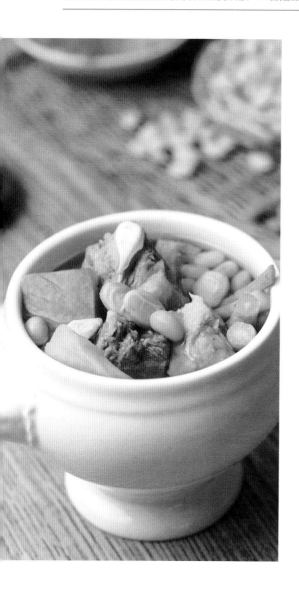

原料

冬瓜 250 克，排骨块 300 克，水发黄豆、水发白扁豆各 100 克，党参 30 克，山药 20 克，姜片少许

调料

盐2克

烹饪技巧

为使白扁豆易熟烂，可在炖煮前焖炒一会儿。

做法

1　洗净的冬瓜切块。

2　锅中注入适量清水烧开，倒入排骨块，汆煮片刻。

3　关火后捞出汆煮好的排骨块，沥干水分，装入盘中待用。

4　砂锅中注入适量清水，倒入排骨块、冬瓜、黄豆、白扁豆、姜片、山药、党参，拌匀。

5　加盖，大火煮开转小火煮2小时至有效成分析出；揭盖，加入盐，稍稍搅拌至入味。

6　关火后盛出煮好的汤料，装入碗中即可。

莲子枸杞花生红枣汤

轻松同步做美味
扫扫二维码

营养功效 花生含有蛋白质、糖类、维生素 A、维生素 B_6、维生素 E、维生素 K 等营养成分，具有健脾和胃、利肾去水、美容养颜等作用。

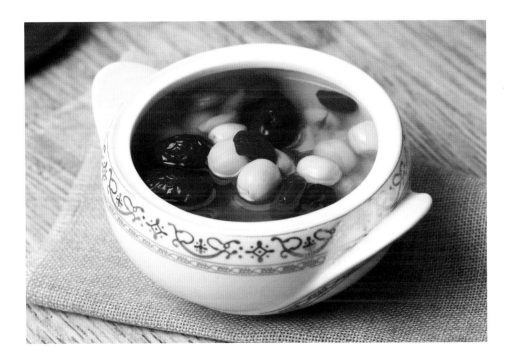

 原料

水发花生 40 克，水发莲子 20 克，红枣 30 克，枸杞少许

调料

白糖适量

烹饪技巧

枸杞不要太早倒入，以免煮烂了。

做法

1　锅中注入适量清水大火烧开。

2　将花生、莲子、红枣，倒入锅中，搅拌均匀。

3　盖上盖子，用小火煮 20 分钟至食材熟透。

4　揭开盖子，加入枸杞、白糖。

5　搅拌片刻，使其完全溶化。

6　将煮好的甜汤盛出，装入碗中即可。

扫扫二维码 轻松同步做美味

冬瓜鲜菇鸡汤

营养功效 冬瓜可促进产后毒素排出，对新妈妈产后排尿也有一定的帮助，能增加新妈妈的食欲；香菇也有增强免疫力的功效，与鸡肉和瘦肉等搭配，还能为新妈妈补充蛋白质等营养物质。

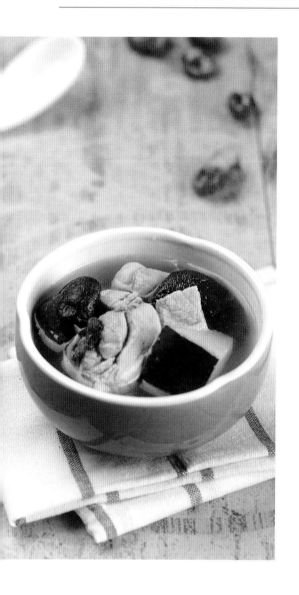

 原料

水发香菇30克，冬瓜块80克，鸡肉块50克，瘦肉块40克，高汤适量

调料

盐2克

烹饪技巧

冬瓜带皮煮汤利水效果较好，有利于产后新妈妈排尿。

做法

1 锅中注入适量清水烧开，倒入洗净的鸡肉和瘦肉，搅散，汆去血水，捞出，沥干水分，过一次凉水，备用。

2 锅中注入适量高汤烧开，倒入汆过水的食材，放入备好的冬瓜、香菇，稍微搅拌片刻。

3 盖上锅盖，用大火煮15分钟后转中火煮2小时至食材熟软。

4 揭开锅盖，加入少许盐调味，搅拌均匀至食材入味。

5 盛出煮好的汤料，装入碗中，待稍微放凉即可食用。

台湾麻油鸡

扫扫二维码
轻松同步做美味

营养功效 鸡肉是促进产后恢复较为常见的食材之一，其中富含的蛋白质、维生素等营养的利用率也较高，与香菇同食可增加食物的风味，具有增强免疫力、益气、健脾胃等功效。

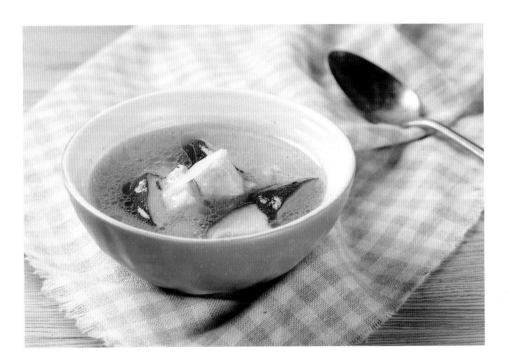

原料

鸡胸肉350克，鲜香菇30克，姜片少许

调料

盐、鸡粉各1克，芝麻油适量

烹饪技巧

为提升本品的温补效果，姜片可以先用油爆至两面起皱后再煎制鸡胸肉。

做法

1 洗净的鸡胸肉横刀从中间切开成两片，两面各划上一字刀且不切断。

2 洗好的香菇去蒂，切成两块，待用。

3 锅置火上，倒入芝麻油烧热，放入鸡胸肉，煎约1分钟至底面变白，翻面，煎约2分钟至两面焦黄。

4 关火后盛出煎好的鸡胸肉，放在砧板上放凉后切块。

5 砂锅置火上，注入适量清水，放入姜片、鸡胸肉块、香菇，搅匀，用大火煮开后转小火煮20分钟至食材熟软。

6 揭盖，加入盐、鸡粉，拌匀调味，稍煮片刻至入味，关火后盛出煮好的汤，装碗即可。

轻松同步做美味
扫扫二维码

阿胶枸杞小米粥

营养功效 阿胶有补气养血、增强免疫力等功效，对产后虚弱的新妈妈身体恢复很有帮助；小米煮粥有催乳、补虚损等食疗作用，还能防止新妈妈消化不良。

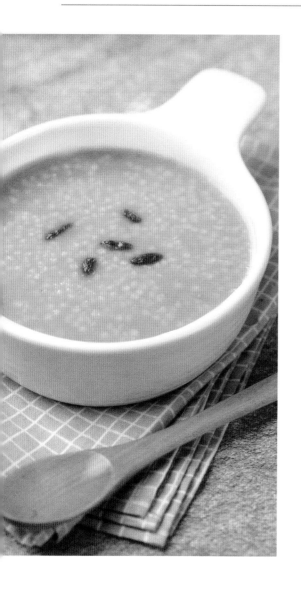

原料

小米500克，枸杞8克，阿胶15克，红糖20克

烹饪技巧

淘洗小米时不要用手搓，忌长时间浸泡或用热水淘米。

做法

1 砂锅中注入适量清水烧热，倒入小米，拌匀。

2 盖上盖，用大火煮开后转小火续煮1小时至小米熟软。

3 揭盖，放入洗好的枸杞，拌匀，倒入阿胶，搅拌匀，煮至溶化，放入红糖，拌匀，煮至溶化。

4 关火后盛出煮好的粥，装入碗中。

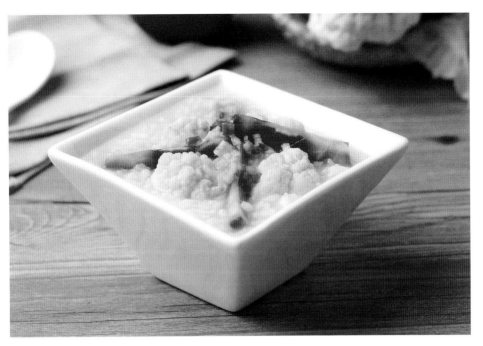

西红柿花菜粥

轻松同步做美味　扫扫二维码

营养功效　西红柿含有丰富的钙、磷、铁、胡萝卜素等营养物质，可促进肠胃蠕动，预防和缓解产后便秘。

原料

西红柿130克，花菜150克，水发大米170克，葱花少许

调料

盐3克，鸡粉2克，芝麻油2毫升，食用油适量

烹饪技巧

花菜焯水后放入凉开水内过凉，捞出沥水后再用。

做法

1. 洗净的花菜切成小朵；洗净的西红柿对半切开，再切成小瓣。

2. 砂锅中注入约800毫升清水烧开，倒入洗净的大米，轻轻搅匀，放入少许食用油，搅拌几下。

3. 用大火烧开后转小火煮约30分钟至米粒熟软。

4. 揭开盖，倒入切好的花菜，拌煮片刻，倒入切好的西红柿，搅动一下。

5. 盖上盖，用小火续煮约10分钟至全部食材熟透。

6. 取下盖子，放入适量盐、鸡粉，淋入少许芝麻油，拌匀至入味；关火后盛出煮好的粥，撒上葱花即可。

什锦蒸菌菇

营养功效 秀珍菇是一种高蛋白、低脂肪的营养食品，具有安神除烦、补充能量、增强免疫力等功效，对产后新妈妈的身体恢复有益。

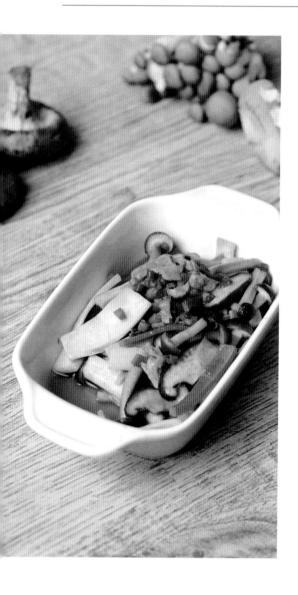

原料

蟹味菇90克，杏鲍菇80克，秀珍菇70克，香菇50克，胡萝卜30克，葱段、姜片各5克，葱花3克

调料

盐、鸡粉、白糖各3克，生抽10毫升

烹饪技巧

这4种菌菇在制作前，宜用清水或淘米水清洗干净后使用。

做法

1　洗净的杏鲍菇切条，洗好的秀珍菇切条，洗净的香菇切片，洗好的胡萝卜切条。

2　取空碗，倒入杏鲍菇、秀珍菇、香菇、胡萝卜、蟹味菇。

3　放入姜片和葱段，加入生抽、盐、鸡粉、白糖，拌匀，腌渍5分钟至入味后装盘。

4　取出已烧开上气的电蒸锅，放入菌菇，加盖，调好时间旋钮，蒸5分钟至熟。

5　揭盖，取出蒸好的什锦菌菇，撒上葱花即可。

芦笋炒鸡肉

营养功效 芦笋具有调节机体代谢，提高身体免疫力的功效，而鸡肉对产后营养不良、贫血等症状有良好的食疗作用，二者搭配食用，可使新妈妈身体恢复得更快。

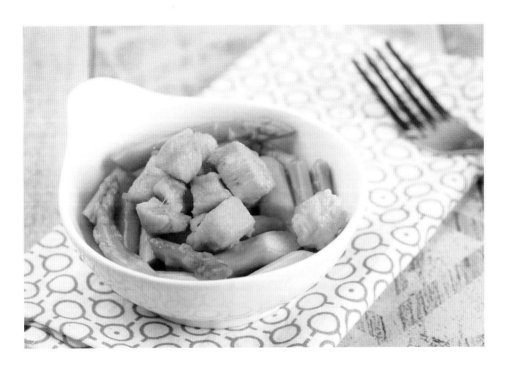

原料

鸡胸肉150克，芦笋120克，葱、去皮姜块各少许，高汤30毫升

调料

盐、白糖各3克，料酒3毫升，胡椒粉、淀粉、食用油各适量

烹饪技巧

芦笋不宜高温加热过久，以免叶酸流失。

做法

1 洗净的鸡胸肉切成小块，放入备好的碗中，放入料酒、盐、胡椒粉、淀粉搅拌均匀，腌渍10分钟。

2 洗净的芦笋去皮，切成段；洗净的葱切成段；去皮的姜块切成片，再切成丝，待用。

3 热锅中注水煮沸，放入芦笋，焯水后捞出。

4 用油起锅，放入腌好的鸡胸肉，炒至焦黄，盛出。

5 热锅注油烧热，放入姜丝、葱段，炒香，放入芦笋、鸡胸肉、料酒，炒匀去腥，倒入高汤，放入盐、白糖，炒至入味。

6 在装有淀粉的碗里滴入少量水拌匀，再倒入锅中，勾芡；关火后将锅中食材盛出即可。

轻松同步做美味
扫扫二维码

银耳猪肝汤

营养功效 银耳含有蛋白质、钙、磷、铁、钾等营养物质，产后新妈妈食用，可起到润肠益胃、补气和血、美容养颜等功效。

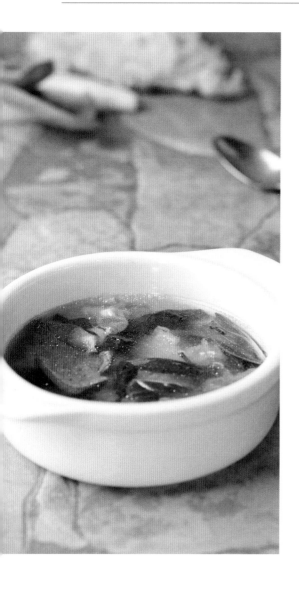

原料

水发银耳20克，猪肝50克，小白菜20克，葱段、姜片各少许

调料

盐3克，生粉2克，酱油3毫升，食用油适量

烹饪技巧

银耳泡发后，去除根部，可提高成品的口感。

做法

1 锅中注油烧热，放入姜片、葱段，爆香。

2 锅中注入适量清水烧开，放入洗净切碎的银耳，拌匀。

3 倒入用盐、生粉、酱油腌渍过的猪肝，用中火煮约10分钟至熟。

4 放入洗净切好的小白菜，煮至变软。

5 加少许盐调味，拌煮片刻至入味。

6 关火后盛出煮好的汤料，装入碗中即可。

西红柿鱼丸汤

轻松同步做美味
扫扫二维码

营养功效 西红柿所含的苹果酸、柠檬酸等有机酸，能促使胃液分泌，起到助消化、润肠通便作用，产后新妈妈食用后可防治便秘。

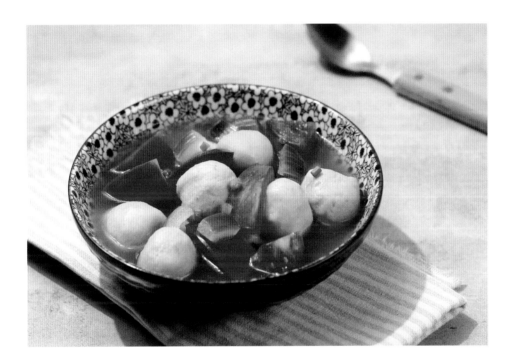

原料

西红柿120克，鱼丸170克，姜片、葱花各适量

调料

盐2克，鸡粉2克，芝麻油3毫升，食用油适量

烹饪技巧

为使鱼丸更入味，可用刀在鱼丸上划上几刀。

做法

1 将洗净的西红柿切成块，装入盘中待用。

2 锅中注入适量清水，用大火烧开，倒入适量食用油，放入盐、鸡粉。

3 倒入洗好的鱼丸，略煮后放入姜片，搅拌一会儿，继续煮至汤汁沸腾。

4 加入西红柿块，拌匀后煮约3分钟至食材熟透。

5 淋入适量芝麻油，搅拌均匀。

6 关火，把煮好的汤料盛出，装入碗中，撒上葱花即可。

轻松同步做美味
扫扫二维码

猪血豆腐青菜汤

营养功效 猪血含有蛋白质、维生素 B_2、维生素C、铁、磷、钙、烟酸等营养成分，是理想的补血食品。产后新妈妈常食猪血还能延缓机体衰老、增强机体免疫力。

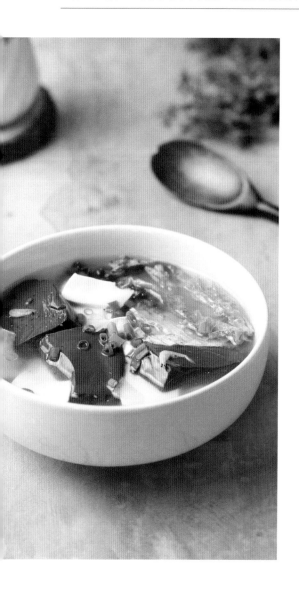

原料

猪血300克，豆腐270克，生菜30克，虾皮、姜片、葱花少许

调料

盐2克，鸡粉2克，胡椒粉、食用油各适量

烹饪技巧

猪血烹制前要泡在水中，否则会影响口感。

做法

1 洗净的豆腐切成条,改切成小方块。

2 洗好的猪血切成条状，改切成小块、备用。

3 锅中注入适量清水烧开，倒入备好的虾皮、姜片、豆腐、猪血。

4 加入适量盐、鸡粉，搅拌均匀，盖上锅盖，用大火煮2分钟。

5 揭开锅盖，淋入少许食用油，放入洗净的生菜，拌匀。

6 撒入适量胡椒粉，搅拌均匀，至食材入味。

7 关火后盛出煮好的汤料，装入碗中，撒上葱花即可。

黄芪猴头菇鸡汤

轻松同步做美味
扫扫二维码

营养功效 猴头菇是一种高蛋白、低脂肪、富含矿物质和维生素的优良滋补食品，能提高机体免疫力、养胃护胃、提高食欲，与黄芪和鸡肉同煮，便于新妈妈吸收营养。

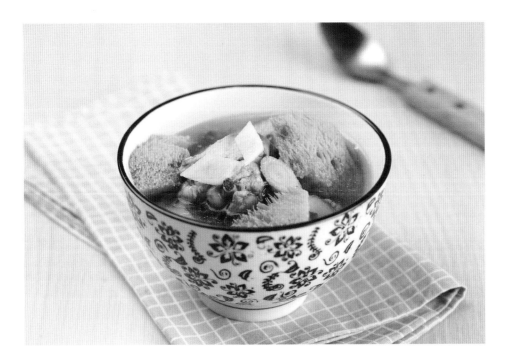

原料

鸡肉块600克，黄芪10克，水发猴头菇60克，姜片、葱花各少许

调料

盐3克，鸡粉2克，料酒20毫升

烹饪技巧

煮汤时加入料酒，可中和猴头菇的苦味。

做法

1 洗好的猴头菇切块。

2 锅中注水烧开，倒入洗净的鸡肉块，搅散，淋入适量料酒，煮沸，汆去血水，捞出，沥干水分，备用。

3 砂锅中注水烧开，倒入鸡肉块，放入洗净的黄芪、姜片、猴头菇，淋入少许料酒，搅拌匀。

4 盖上盖，烧开后用小火炖1小时，至食材熟透。

5 揭开盖，加入少许盐、鸡粉调味，拌匀后略煮片刻至其入味。

6 关火后把煮好的汤料盛入碗中，撒上葱花即可。

轻松同步做美味
扫扫二维码

紫菜萝卜饭

营养功效 紫菜富含铁和碘元素，胡萝卜富含胡萝卜素，将这两种食材与白萝卜、大米搭配煮成米饭，对身体各器官的保护均有益，宝宝通过乳汁吸收到营养也可促进发育。

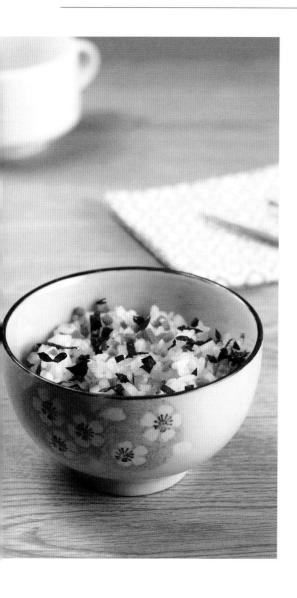

原料

去皮白萝卜55克，去皮胡萝卜60克，水发大米95克，紫菜碎15克

烹饪技巧

紫菜在使用前应用清水泡发，并换1~2次水以清除残留的污染物、毒素。

做法

1 洗净去皮的白萝卜切条，改切成丁；洗净去皮的胡萝卜切条，改切成丁，待用。

2 砂锅中注入适量清水烧开，倒入泡好的大米，搅拌均匀，再放入白萝卜丁、胡萝卜丁，搅拌均匀。

3 加盖，用大火煮开后转用小火煮45分钟至食材熟软。

4 揭盖，倒入紫菜碎，搅匀；加盖，焖5分钟至紫菜味香浓。

5 关火后将煮好的紫菜萝卜饭盛入碗中即可。

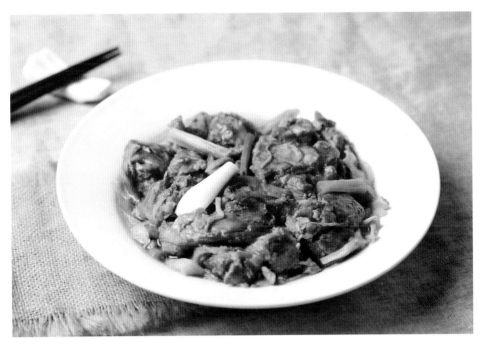

轻松同步做美味
扫扫二维码

鲜菇蒸土鸡

营养功效 土鸡肉肉质鲜美、营养丰富，是天然的绿色食品，且富含蛋白质，很容易被人体吸收利用，产后新妈妈食用，可起到增强体力、强健身体的作用。

原料

平菇150克，土鸡250克，葱段10克，姜丝5克

调料

盐3克，生抽5毫升，料酒7毫升，干淀粉8克

烹饪技巧

土鸡肉肉质较紧实，蒸制的时间可以适当延长，才能熟透。

做法

1 土鸡装入蒸碗中，加入料酒、姜丝、葱段。

2 再放入生抽、盐，搅拌均匀，腌渍15分钟至入味。

3 倒入备好的干淀粉，搅拌均匀。

4 将洗净的平菇撕碎，铺在鸡肉上。

5 备好电蒸锅，注水烧开，放入蒸碗，蒸约1小时至鸡肉熟。

6 揭开锅盖，将蒸碗取出，倒扣在盘中即可。

木耳枸杞蒸蛋

营养功效 黑木耳中含有丰富的纤维素，能够促进胃肠蠕动，促进肠道脂肪食物的排泄，减少食物中脂肪的吸收，从而防止肥胖，搭配枸杞蒸鸡蛋，还可增加食物中蛋白质等营养物质的含量。

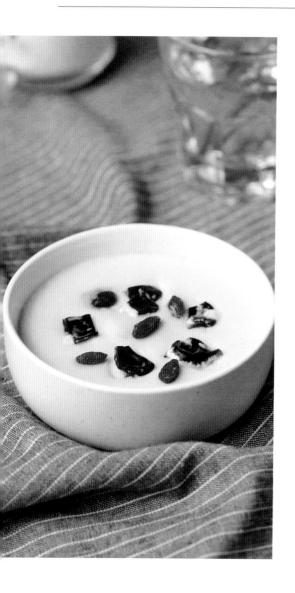

原料

鸡蛋2个，木耳1朵，水发枸杞少许

调料

盐2克

烹饪技巧

宜选用温水或烧开的米汤泡发干木耳，可使木耳肥大松软，味道鲜美。

做法

1 洗净的木耳切粗条，再改切成块。

2 取一个碗，打入鸡蛋，加入盐，搅拌匀。

3 倒入适量的温水，加入切好的木耳，拌匀。

4 蒸锅中注入适量清水烧开，放入装有蛋液的碗。

5 盖上盖，用中火蒸约10分钟至鸡蛋成熟。

6 揭盖，关火后取出蒸好的鸡蛋，放上枸杞即可。

上海青炒鸡片

轻松同步做美味
扫扫二维码

营养功效 上海青和鸡肉搭配可使食物味道更丰富，并促进新妈妈对营养的吸收，红椒也有丰富的维生素，这些食材搭配在一起，对新妈妈营养吸收和加快宝宝的发育都有利。

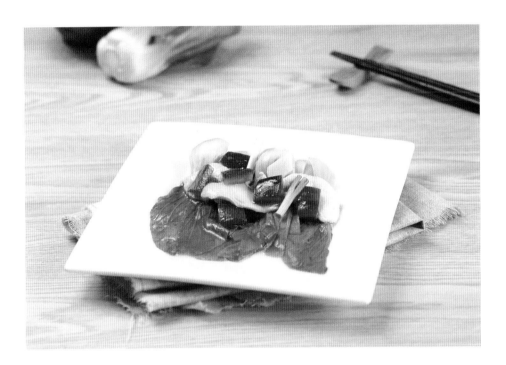

原料

鸡胸肉130克，上海青150克，红椒30克，姜片、蒜末、葱段各少许

调料

盐3克，鸡粉少许，料酒3毫升，水淀粉、食用油各适量

烹饪技巧

焯上海青的时间不宜太长，以免铁元素流失。

做法

1 洗净的上海青对半切开；洗好的红椒切开，去籽，再切成小块；洗净的鸡胸肉切开，再切成片。

2 鸡肉片装入碗中，加入少许盐、鸡粉、水淀粉，拌匀，倒入适量食用油，腌渍约10分钟至入味。

3 锅中注水烧开，倒入少许食用油，放入上海青，搅匀，煮至其断生后捞出，沥干水分，待用。

4 用油起锅，倒入姜片、蒜末、葱段，用大火爆香，放入红椒片、鸡肉片，翻炒匀。

5 淋入少许料酒，翻炒至肉质松散，倒入上海青。

6 转小火，加入鸡粉、盐，炒匀调味，加入少许水淀粉，炒至食材熟透，关火后盛出菜肴即可。

农家排骨汤

营养功效 莴笋钾含量大大高于钠含量，有利于体内的水电解质平衡，还可促进排尿和乳汁的分泌，搭配排骨、玉米煮汤给新妈妈食用，还具有益气、补钙的作用。

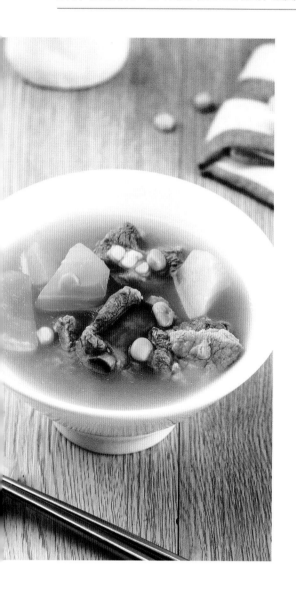

原料

排骨350克，玉米粒120克，莴笋100克，姜片少许

调料

盐、鸡粉各少许

烹饪技巧

熬煮此汤时，放入少许陈皮，不仅能提味，还可使排骨中的营养物质更容易析释出来。

做法

1 去皮洗净的莴笋切滚刀块，洗净的排骨斩成小件。

2 锅中倒入适量清水烧开，放入排骨段，煮约半分钟，余去血渍，捞出余好的排骨，沥干水分待用。

3 砂煲放置火上，注入适量清水煮沸，倒入余好的排骨，再倒入洗净的玉米粒。

4 盖上盖，煮沸后用小火续煮约60分钟。

5 取下锅盖，撒入姜片，倒入莴笋块，煮沸后再煮约15分钟至莴笋熟透。

6 用锅勺拌匀，关火后盛出煮好的排骨汤即可。

轻松同步做美味
扫扫二维码

清炖猪蹄

营养功效 猪蹄富含胶原蛋白，有润泽皮肤的作用；芸豆含有蛋白质、维生素A、胡萝卜素、钙等营养成分，具有护发、增强免疫力、促进新陈代谢等作用，二者搭配营养功效显著。

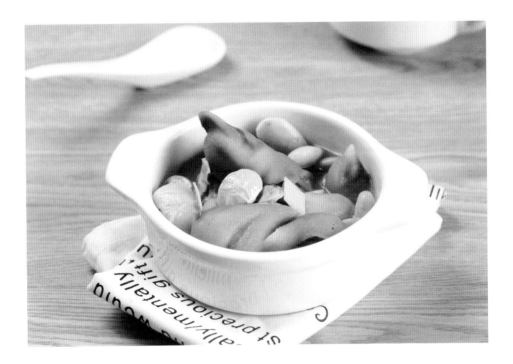

原料

猪蹄块400克，水发芸豆100克，姜片少许

调料

盐2克，胡椒粉3克

烹饪技巧

汆猪蹄的水可以用来煮面条，味道鲜美而且富含有益皮肤的胶质。

做法

1 锅中注入适量清水烧热，放入处理干净的猪蹄块，煮约3分钟至开，撇去浮沫。
2 放入姜片、泡发好的芸豆，搅匀。
3 加上盖，用大火煮开后转小火炖90分钟至食材熟软。
4 揭盖，加入盐、胡椒粉，搅匀调味。
5 关火后盛出汤，装碗即可。

黄花菜鸽子汤

营养功效　鸽子具有增强免疫力、健脑补神、益气补血等功效，对产后贫血和血虚的新妈妈有很好的调理作用，搭配黄花菜食用，还有助于新妈妈催乳。

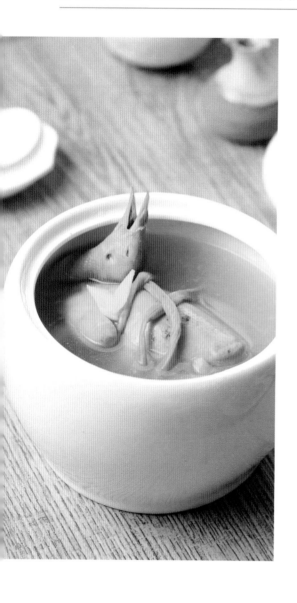

原料

鸽子肉400克，黄花菜20克，姜片、葱段各少许

调料

盐、鸡粉各2克，料酒少许

烹饪技巧

新鲜黄花菜一般不宜食用，本品宜选干黄花菜；干黄花菜用冷水泡发较好。

做法

1　处理好的鸽子肉洗净，备用。

2　砂锅中注入适量清水烧热，倒入备好的鸽子肉、黄花菜。

3　放入姜片、葱段，淋入适量料酒，搅拌匀。

4　盖上盖，用大火烧开后改用小火煮约1小时至食材熟透。

5　揭开盖，加入盐、鸡粉，拌匀，续煮至汤汁入味。

6　关火后盛出煮好的鸽子汤即可。

清蒸鲤鱼

营养功效 鲤鱼营养价值很高，有益气健脾、通脉下乳之功效，可以作为产后新妈妈水肿、乳汁不通等症的食疗之品。

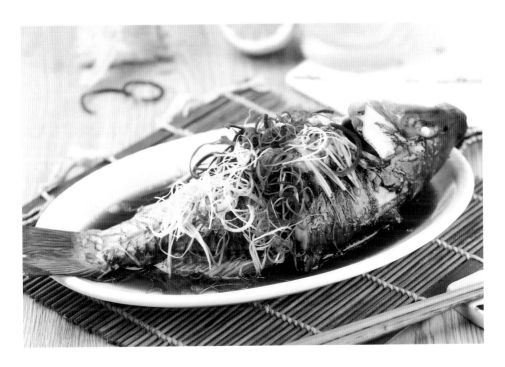

原料

鲤鱼400克，姜丝10克，姜片10克，红椒丝、葱丝各少许

调料

盐3克，蒸鱼豉油、食用油各适量

烹饪技巧

用大火蒸好鱼肉后，不要急于揭盖，利用余热蒸几分钟后再打开。

做法

1 宰杀处理干净的鲤鱼装入盘中，放上姜片，均匀地撒上适量盐。

2 把加工好的鲤鱼放入烧开的蒸锅。

3 盖上锅盖，大火蒸8分钟至鲤鱼熟。

4 揭盖，把蒸熟的鲤鱼取出，挑去鲤鱼身上的姜片。

5 把葱丝、红椒丝和姜丝撒在鱼身上。

6 锅中加少许食用油，烧热。

7 把热油浇在葱丝、红椒丝、姜丝上，激出香味，再由盘底浇入蒸鱼豉油即可。

明太鱼香菇粥

营养功效 大米含有 B 族维生素、矿物质、蛋白质、碳水化合物等成分，具有增强免疫力、帮助消化等功效；香菇富含大量的纤维素，二者与鱼肉搭配食用能为新妈妈提供均衡的营养。

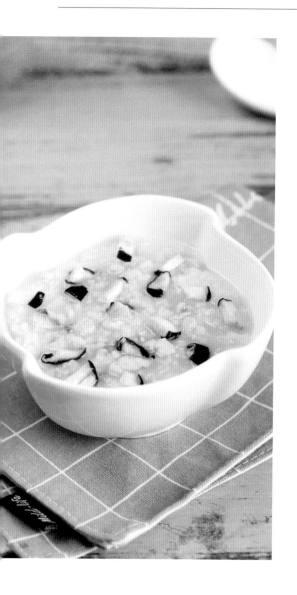

原料

水发大米170克，明太鱼90克，鲜香菇55克

烹饪技巧

明太鱼肉质较紧，煮制时间宜长些，一般不少于半个小时。

做法

1 处理好的明太鱼去骨取肉，将鱼肉切条，再切碎；洗净去蒂的香菇横刀切开，切细条，再切小粒，待用。

2 锅中注入适量的清水大火烧开，倒入泡发好的大米，放入香菇、明太鱼，拌匀。

3 盖上锅盖，大火煮开后转小火煮30分钟。

4 掀开锅盖，搅拌片刻。

5 关火后将煮好的粥盛出，装入碗中即可。

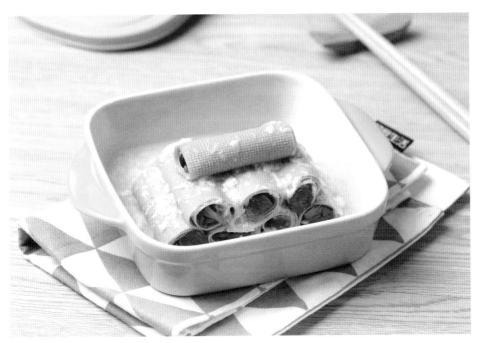

菠菜豆腐皮卷

营养功效 菠菜中的铁元素具有补血、利五脏、调中气等功效；豆腐皮与其他豆制品一样，营养都是极其丰富的，二者搭配，可补充多种营养物质，为新妈妈的身体恢复提供能量。

原料

菠菜200克，豆腐皮300克，蛋清少许

调料

盐、鸡粉、白糖各2克，水淀粉10毫升，食用油适量

烹饪技巧

为使豆腐皮卷不散开，卷好后可用牙签固定。

做法

1 洗净的豆腐皮切成约4厘米宽的长条，洗好的菠菜切成长段。

2 锅中注水烧开，淋入少许食用油，放入菠菜，拌匀，煮至软，捞出，备用。

3 取豆腐皮，放在案板上，摊开，放入适量菠菜，卷好，制成豆腐皮卷生坯，装入盘中，放入烧开的蒸锅中。

4 盖上盖，用大火蒸2分钟，揭盖，取出蒸盘备用。

5 锅中注水烧开，放入盐、鸡粉、白糖，拌匀，煮至沸，用水淀粉勾芡，放入蛋清，拌匀。

6 把芡汁浇在豆腐皮卷上即可。

金针菇蔬菜汤

营养功效 金针菇可以促进体内新陈代谢，还能促进新妈妈对其他食物中营养的吸收，并利于消化和治疗便秘，与其他几种营养食材搭配煮汤，可改善新妈妈的营养，并使营养吸收更好。

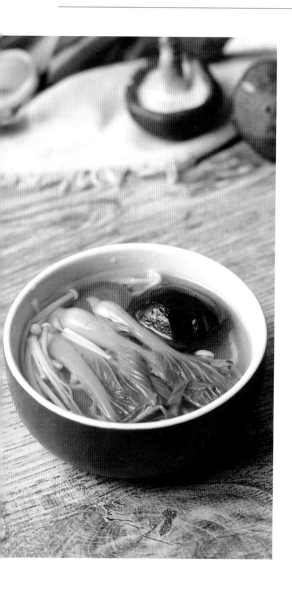

原料

金针菇30克，香菇10克，上海青20克，胡萝卜50克，清鸡汤300毫升

调料

盐2克，鸡粉3克，胡椒粉适量

烹饪技巧

制作本品时可根据新妈妈的喜好选择食材或丰富食材。

做法

1　洗净的上海青切成小瓣，洗好去皮的胡萝卜切片，洗净的金针菇切去根部。

2　砂锅中注入适量清水，倒入鸡汤，盖上盖，用大火煮至沸。

3　揭盖，倒入金针菇、香菇、胡萝卜，拌匀。

4　盖上盖，续煮10分钟至熟。

5　揭盖，倒入上海青，加入盐、鸡粉、胡椒粉，拌匀。

6　关火后盛出煮好的汤料，装入碗中即可。

胡萝卜炒鸡肝

轻松同步做美味　扫扫二维码

营养功效　鸡肝富含维生素、铁等营养物质，可为新妈妈补血；胡萝卜和芹菜对提高新妈妈的抵抗力都有一定的作用，还能治疗贫血，很适合产后急需恢复的新妈妈食用。

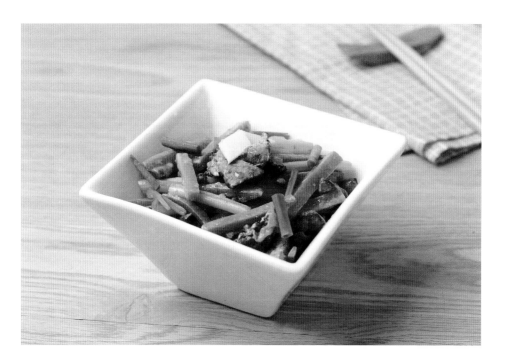

原料

鸡肝200克，胡萝卜70克，芹菜65克，姜片、蒜末、葱段各少许

调料

盐、鸡粉各3克，料酒8毫升，水淀粉3毫升，食用油适量

烹饪技巧

鸡肝炒至呈灰褐色后方可盛出。

做法

1 洗净的芹菜切成段；去皮洗好的胡萝卜切厚块，改切成条；洗好的鸡肝切成片。

2 把鸡肝片装入碗中，放入少许盐、鸡粉、料酒，抓匀，腌渍10分钟至入味。

3 锅中注水烧开，加入少许盐，放入胡萝卜条，焯煮至八成熟，捞出，备用。

4 把鸡肝片倒入沸水锅中，煮至转色，捞出。

5 用油起锅，放入姜片、蒜末、葱段，爆香，倒入鸡肝片，淋入料酒，倒入胡萝卜、芹菜，炒匀。

6 加入盐、鸡粉调味，淋入水淀粉，勾芡；将炒好的食材盛出，装入盘中即可。

核桃花生猪骨汤

营养功效　猪骨汤中含有丰富的蛋白质、钙等营养，能够保持奶水充足，促进宝宝骨骼发育，与核桃、花生同食，对改善新妈妈的精神状态及身体恢复极为有利，还可促进宝宝大脑的发育。

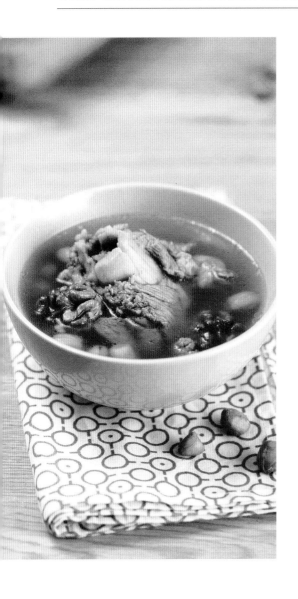

原料

花生75克，核桃仁70克，猪骨块275克

调料

盐2克

烹饪技巧

熬制猪骨汤时，可以滴入少许醋，以分解猪骨中的钙质，增强汤汁的营养价值。

做法

1　锅中注水烧开，放入洗净的猪骨块，汆煮片刻，捞出，沥干水分，装盘待用。

2　砂锅中注水烧开，倒入猪骨块、花生、核桃仁，拌匀。

3　加盖，大火煮开后转小火煮1小时至熟。

4　揭盖，加入盐，搅拌片刻至入味。

5　关火后盛出煮好的汤，装入碗中即可。

胡萝卜牛肉汤

轻松同步做美味
扫扫二维码

营养功效 牛肉具有补中益气、滋养脾胃、强健筋骨、补铁补血等功效，与胡萝卜同煮，使汤更加清甜可口，更容易被消化，对提高新妈妈的免疫力和加快产后恢复有利。

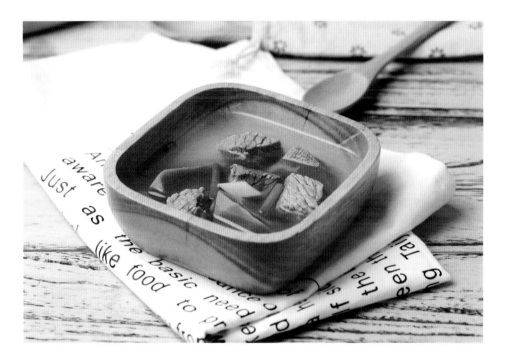

原料

牛肉125克，去皮胡萝卜100克，姜片、葱段各少许

调料

盐、鸡粉各1克，胡椒粉2克

烹饪技巧

切牛肉时应横切，以切断其中的粗纤维，更易于炖煮软烂。

做法

1 洗净的胡萝卜切滚刀块，洗好的牛肉切块。

2 深烧锅中注水烧热，倒入切好的牛肉，氽煮一会儿至去除血水和脏污，捞出，沥干水分，装盘待用。

3 将洗净的深烧锅置火上，注水烧开，倒入氽好的牛肉，放入姜片、葱段，搅匀。

4 加盖，用大火煮开后转小火续煮1小时至熟软；揭盖，倒入切好的胡萝卜，搅匀。

5 加盖，续煮30分钟至胡萝卜熟软；揭盖，加入盐、鸡粉、胡椒粉，搅匀调味。

6 关火后盛出煮好的汤，装碗即可。

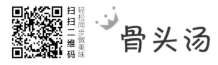

骨头汤

营养功效 猪骨含磷酸钙、骨胶原、骨黏蛋白、蛋白质、维生素等成分，具有强筋健骨、增强免疫力、促进食欲等功效。

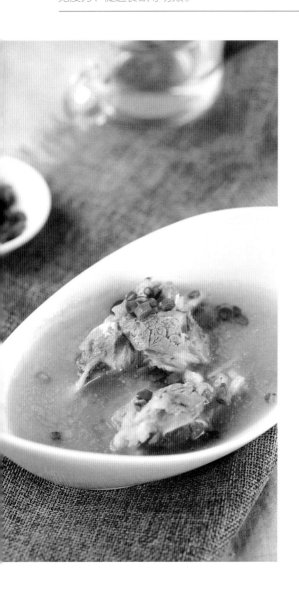

原料

猪大骨850克，姜片、葱花各少许

调料

盐2克，鸡粉2克，胡椒粉少许

烹饪技巧

炖汤的时候可滴入几滴醋，能使猪大骨更好地析出钙质。

做法

1　锅中注入适量的清水大火烧开，倒入洗净的猪大骨，氽煮去除血水和杂质。

2　将猪大骨捞出，沥干水分，待用。

3　砂锅中注入适量的清水大火烧开，倒入猪大骨、姜片，搅拌匀。

4　盖上锅盖，大火煮开后转小火炖1小时。

5　掀开盖，加入盐、鸡粉、胡椒粉，搅拌调味。

6　将煮好的汤盛出装入碗中，撒上葱花即可。

茶树菇草鱼汤

轻松同步做美味 扫扫二维码

营养功效 草鱼富含优质蛋白质和氨基酸，能有效改善产后烦躁、失眠等症；茶树菇可加速新陈代谢，促进新妈妈身体恢复。

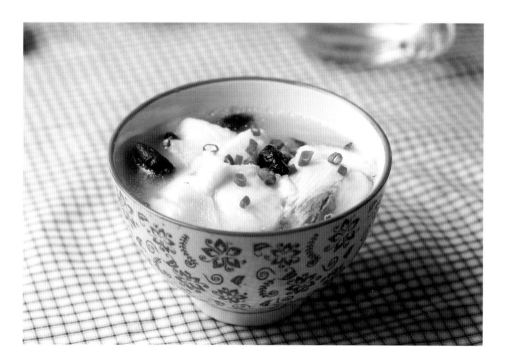

原料

水发茶树菇90克，草鱼肉200克，姜片、葱花各少许

调料

盐、鸡粉各3克，胡椒粉2克，料酒5毫升，芝麻油3毫升，水淀粉4毫升

烹饪技巧

泡发茶树菇的水不要倒掉，用来煮汤味道更好。

做法

1. 洗好的茶树菇切去老茎，洗净的草鱼肉切成双飞片。

2. 把鱼片装入碗中，加入少许料酒、盐、鸡粉、胡椒粉，拌匀，倒入少许水淀粉，拌匀，淋入适量芝麻油，拌匀，腌渍10分钟。

3. 锅中注入适量清水烧开，放入切好的茶树菇，煮约1分钟，至其七成熟，捞出，沥干水分，待用。

4. 另起锅，倒入适量清水烧开，倒入茶树菇、姜片。

5. 淋入少许芝麻油，加入适量盐、鸡粉、胡椒粉，拌匀，用大火煮沸，放入鱼片，煮至鱼片变色。

6. 把煮好的汤料盛出，装入汤碗中，撒入葱花即可。

西蓝花牛奶粥

营养功效 西蓝花、牛奶与大米搭配熬制，口感细腻、容易消化，非常适合肠胃功能还未完全恢复的新妈妈食用，可为新妈妈提供能量，使其更有精力照顾宝宝，还能提高新妈妈的免疫力。

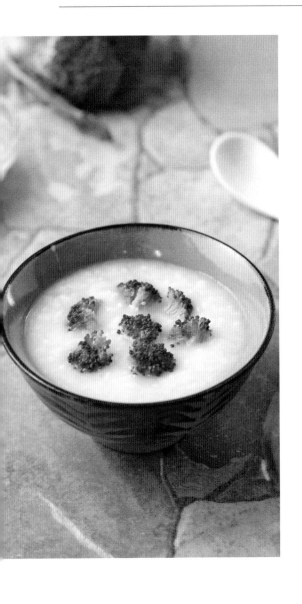

原料

水发大米130克，西蓝花25克，奶粉50克

烹饪技巧

西蓝花洗净后，浸泡在盐水或淘米水中约5分钟，以去除菜花内的灰尘及小虫。

做法

1 沸水锅中放入洗净的西蓝花，焯煮一会儿，至食材断生后捞出，沥干水分，放凉后切碎，待用。

2 砂锅中注入适量清水烧开，倒入洗净的大米，搅散。

3 盖上盖，烧开后转小火煮约40分钟，至米粒变软。

4 揭盖，快速搅动几下，放入备好的奶粉，拌匀，煮出奶香味，倒入西蓝花碎，搅散，拌匀。

5 关火后盛出煮好的粥，装在碗中即可。

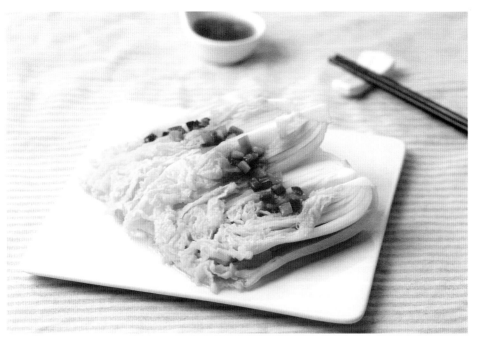

茄汁蒸娃娃菜

轻松同步做美味
扫扫二维码

营养功效 娃娃菜含有丰富的维生素和叶酸，能够促进肠胃蠕动，利于排便，可加速体内毒素的排出，让新妈妈更健康。

原料

娃娃菜300克，红椒丁、青椒丁各5克

调料

盐、鸡粉各2克，番茄酱5克，水淀粉10毫升

烹饪技巧

为使娃娃菜更入味，可以先将味汁浇在娃娃菜上再蒸制。

做法

1 将洗净的娃娃菜切开，再切瓣，装在蒸盘中，摆好，待用。

2 备好电蒸锅，烧开后放入蒸盘，盖盖，蒸约5分钟，至食材熟软。

3 断电后取出蒸盘，待用。

4 炒锅置火上烧热，倒入青椒丁、红椒丁，炒匀，放入番茄酱，炒香，加入鸡粉、盐，再用水淀粉勾芡，调成味汁。

5 关火后盛出味汁，浇在蒸盘中，摆好盘即成。

轻松同步做美味
扫扫二维码

虾仁蒸豆腐

营养功效 虾仁和豆腐都是蛋白质、钙含量较高的食材，产后新妈妈食用富含蛋白质的食物可促进乳汁分泌。

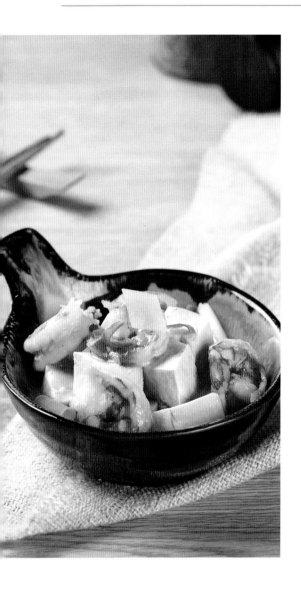

原料

虾仁80克，豆腐块300克，姜片、葱花、葱段各少许

调料

盐、鸡粉、白糖各2克，生粉5克蚝油3克，料酒10毫升，水淀粉少许，食用油适量

烹饪技巧

为使豆腐入味，可在蒸制前用刀在表面划几下。

做法

1 洗好的虾仁由背部划开，用牙签挑去虾线，装入碗中，加入少许盐、鸡粉、料酒、生粉、食用油，拌匀，腌渍10分钟至其入味，备用。

2 豆腐装入碗中，撒上适量盐，备用；把豆腐放入烧热的蒸锅中，盖上盖，用大火蒸5分钟至熟，取出蒸好的豆腐。

3 用油起锅，放入姜片、葱段、葱花，爆香，倒入虾仁，炒至变色，加入少许清水，炒匀。

4 放入适量盐、鸡粉、白糖、蚝油，炒匀，淋入料酒，炒匀。

5 淋入水淀粉，勾芡，关火后将虾仁夹出，放在豆腐上，再淋上锅中剩余的汁即可。

菌菇鸽子汤

轻松同步做美味
扫扫二维码

营养功效 鸽子肉含有蛋白质、维生素A、维生素E及有造血作用的微量元素,有调补气血、改善皮肤的作用。

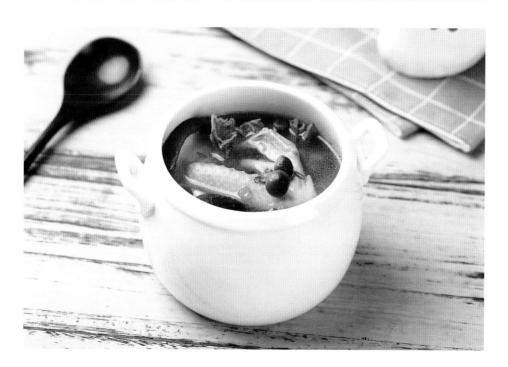

原料

鸽子肉400克,蟹味菇80克,香菇75克,姜片、葱段各少许

调料

盐、鸡粉各2克,料酒8毫升

烹饪技巧

鸽子的肉质较嫩,放入的姜片不宜过多,以免影响鸽肉的鲜味。

做法

1 将洗净的鸽子肉斩成小块。

2 锅中注入适量清水烧开,倒入鸽肉块,淋入少许料酒提味,搅拌匀,煮约半分钟,捞出鸽肉,沥干水分,待用。

3 砂锅中注入适量清水烧开,倒入余煮过的鸽肉,撒上姜片,淋入少许料酒;盖上盖,烧开后炖煮约20分钟,至肉质变软。

4 揭盖,倒入洗净的蟹味菇、香菇,搅拌匀,用小火续煮约15分钟,至食材熟透。

5 加入少许鸡粉、盐,拌匀调味,续煮一会儿,至汤汁入味;关火后盛出煮好的鸽子汤,装入汤碗中,撒上葱段即成。

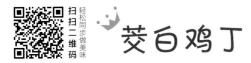

茭白鸡丁

营养功效 茭白含有丰富的维生素、蛋白质和多种矿物质等，产后新妈妈们吃点茭白，不仅可帮助防治便秘，对通乳下奶也有一定的帮助。

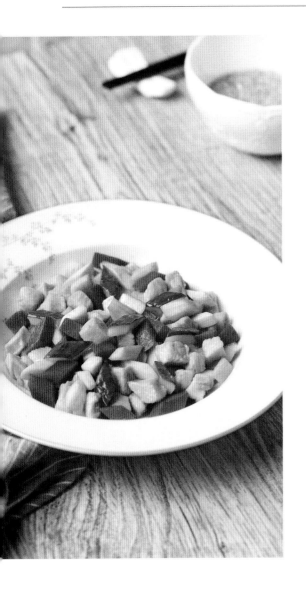

原料

鸡胸肉250克，茭白、黄瓜各100克，胡萝卜90克，圆椒50克，蒜末、姜片、葱段各少许

调料

盐、鸡粉各3克，水淀粉9毫升，料酒8毫升，食用油适量

烹饪技巧

鸡肉滑油之后盛出，待其他食材炒好后再加入鸡肉一同炒，炒出来的肉会更嫩。

做法

1 胡萝卜、黄瓜、茭白分别切丁；圆椒切小块；鸡胸肉切厚块，再切丁。

2 鸡丁装入碗中，放入少许盐、鸡粉、水淀粉、食用油，拌匀，腌渍10分钟。

3 锅中注水烧开，放入盐、鸡粉，倒入胡萝卜、茭白，煮至断生，捞出；鸡丁倒入沸水锅中，余至变色，捞出。

4 用油起锅，爆香姜片、蒜末、葱段，倒入鸡肉丁，淋入料酒，炒香。

5 倒入黄瓜、圆椒、胡萝卜、茭白，炒匀，加入适量盐、鸡粉调味，淋入适量水淀粉，快速翻炒均匀。

6 关火后盛出炒好的菜肴即可。

大蒜猪肚汤

营养功效 猪肚含有大量的蛋白质，可使剖宫产的新妈妈伤口恢复更好，猪肚还具有补中益气、健补脾胃、增强免疫力等作用，适合食欲不振、身体虚弱的人食用。

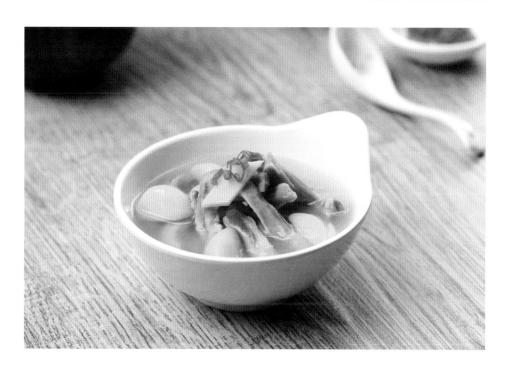

原料

熟猪肚120克，蒜头50克，姜片、葱花各少许

调料

盐、胡椒粉各2克

烹饪技巧

蒜头易熟，不宜煮制时间过长，否则炖得太烂，影响口感。

做法

1　猪肚切条，待用。

2　砂锅注水烧开，倒入猪肚条，放入蒜头、姜片，搅拌均匀。

3　加盖，用大火煮开后转小火续煮1小时至猪肚软嫩。

4　揭盖，加入盐、胡椒粉，搅匀调味。

5　关火后盛出煮好的猪肚汤，装碗，撒上葱花即可。

胡萝卜板栗排骨汤

营养功效 板栗可以帮助新妈妈缓和情绪，增强抵抗力，缓解皮肤干燥，与排骨、胡萝卜煮汤，更易消化，能益精补血，促进新妈妈产后恢复。

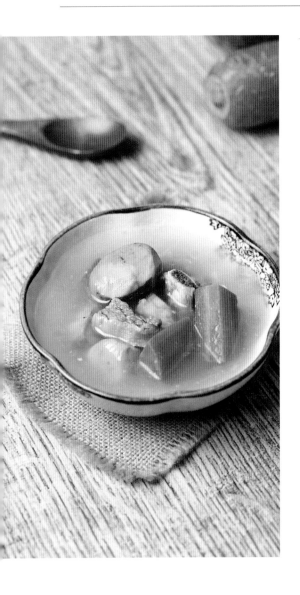

原料

排骨段300克，胡萝卜120克，板栗肉65克，姜片少许

调料

盐、鸡粉各2克，料酒12毫升，胡椒粉适量

烹饪技巧

带壳的板栗在开水中浸泡一会儿，再去皮会容易很多。

做法

1 洗净去皮的胡萝卜切厚片，再切条形，改切成小块。

2 锅中注入适量清水烧开，淋入少许料酒，放入排骨，搅拌均匀，汆去血水，捞出，沥干水分，待用。

3 砂锅中注入适量清水烧开，倒入排骨、姜片、板栗肉，淋入少许料酒，搅拌均匀。

4 烧开后用小火煮约30分钟，倒入切好的胡萝卜，搅匀。

5 盖上锅盖，用小火续煮25分钟至食材熟软；揭开锅盖，加入盐、鸡粉，搅匀调味。

6 用小火略煮一会儿，撒上适量胡椒粉，煮至食材入味，关火后盛出煮好的汤料，装入碗中即可。

红豆豆浆

轻松同步做美味 扫扫二维码

营养功效　红豆可以滋润肠胃，加快肠胃功能的恢复，促进消化和产后排毒、排尿，还有瘦身减脂的效果，利于恢复身材。

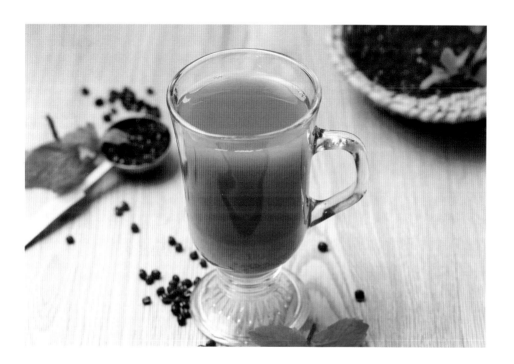

 原料

水发红豆100克

调料

白糖适量

烹饪技巧

为了保留豆浆中的纤维素，打好的豆浆可以不用过滤。

做法

1　把已浸泡8小时的红豆倒入碗中，加入适量清水，搓洗干净。

2　将洗净的红豆倒入滤网，沥干水分，倒入豆浆机中，加入适量清水，至水位线即可。

3　盖上豆浆机机头，选择"五谷"程序，再选择"开始"键，开始打浆，待豆浆机运转约15分钟，即成豆浆。

4　将豆浆机断电，取下机头，把榨好的豆浆倒入滤网，滤去豆渣。

5　将煮好的豆浆倒入碗中，加入适量白糖拌至溶化，待稍微放凉后即可饮用。

红枣黑米粥

营养功效 黑米富含蛋白质、锰、锌等营养成分，用黑米熬制的米粥清香油亮、软糯适口、营养丰富，产后新妈妈食用可起到很好的滋补作用。

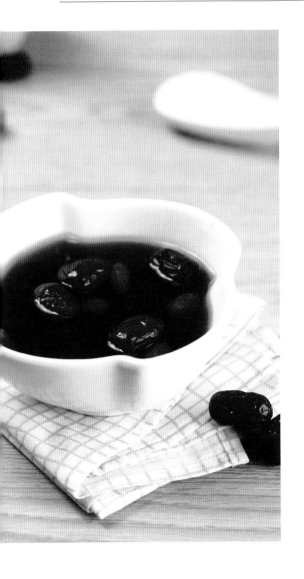

原料

水发黑米100克，红枣10颗，枸杞5克

调料

冰糖20克

烹饪技巧

黑米的米粒外部有一层坚韧的种皮包裹，不易煮烂，应先浸泡一夜再煮。

做法

1. 备好电饭锅，打开盖，倒入洗净的红枣和黑米。

2. 撒上备好的冰糖和枸杞，注入适量清水，搅拌匀。

3. 盖上盖，按功能键，煮约1小时，至食材熟透。

4. 按下"取消"键，断电后揭盖，盛出煮好的红枣粥即可。

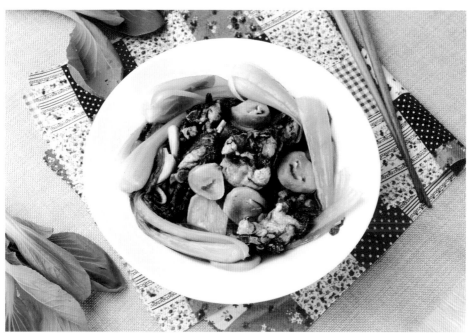

草菇蒸乌鸡

营养功效 上海青含有 B 族维生素、维生素 C、胡萝卜素、铁、钙等成分，而乌鸡是补虚劳、养身体的上好佳品。产后新妈妈食用本品，可以提高生理机能、预防贫血。

原料

乌鸡块180克，草菇120克，上海青80克，姜片、葱段各少许

调料

盐3克，鸡粉2克，胡椒粉2克，食用油适量

烹饪技巧

焯煮好的上海青应立即淋入适量食用油，以免变色。

做法

1　择洗好的上海青切去根部，对切开；洗净的草菇切成片，待用。

2　锅中注入适量清水烧开，放入适量盐、食用油。

3　倒入上海青，煮至断生，捞出待用。

4　倒入草菇，搅匀，略煮后捞出。

5　倒入备好的乌鸡，余去血水杂质，将乌鸡捞出，沥干水分，装入碗中。

6　把草菇、姜片、葱段加入装有鸡肉的碗中，倒入适量的清水，加入盐、鸡粉、胡椒粉，拌匀，待用。

7　电蒸锅注水烧开，放入乌鸡，盖上盖，调转旋钮定时 30 分钟，揭盖，将乌鸡取出，将上海青围着乌鸡摆放即可。

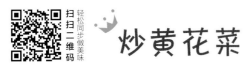

炒黄花菜

营养功效 黄花菜对产后乳汁分泌不足有改善作用，产后奶少的新妈妈可以适当吃些黄花菜来促进乳汁分泌。

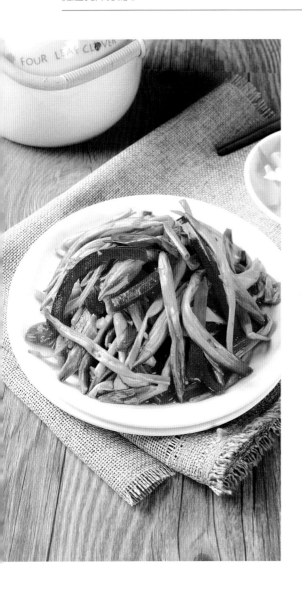

原料

水发黄花菜200克，彩椒70克，
蒜末、葱段各适量

调料

盐3克，鸡粉2克，料酒8毫升，
水淀粉4毫升，食用油适量

烹饪技巧

干黄花菜用冷水发制，不仅易泡
发，且不会破坏其营养。

做法

1　洗好的彩椒切成条，洗净的黄花菜切去花蒂。

2　锅中注入适量清水烧开，放入黄花菜，加入少许盐，拌匀，煮至沸，捞出焯煮好的黄花菜，沥干水分，待用。

3　用油起锅，放入蒜末，加入切好的彩椒，略炒片刻。

4　倒入焯过水的黄花菜，翻炒匀，淋入适量料酒，炒出香味。

5　放入少许盐、鸡粉，炒匀调味，倒入葱段，翻炒均匀。

6　淋入适量水淀粉，快速翻炒均匀。

7　关火后将炒好的黄花菜盛出，装入盘中即可。

丝瓜鸡蛋汤

营养功效 丝瓜含有维生素、矿物质、植物黏液、木糖胶等营养成分，具有消热化痰、凉血解毒、解暑除烦、通经活络等功效，搭配鸡蛋同食，还有养血通乳的作用。

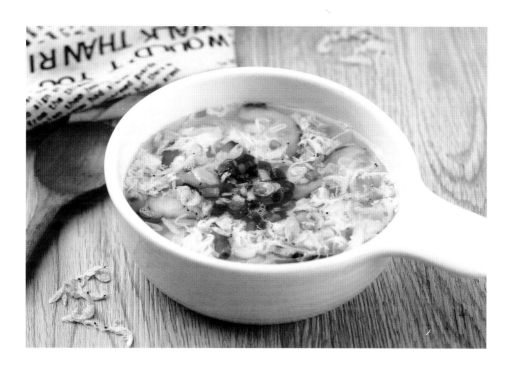

原料

鸡蛋1个，丝瓜120克，
虾皮30克，葱花少许

调料

盐、鸡粉、料酒各少许，
食用油适量

烹饪技巧

切好的丝瓜若不立即使
用，可放入清水中浸泡，
以免氧化变黑。

做法

1 将鸡蛋打入碗中，搅散，调成蛋液，待用。

2 洗净的丝瓜去皮，再对半切开，切成片，备用。

3 锅内倒入适量食用油烧热，放入虾皮，淋入少许
   料酒，炒匀，注入适量清水。

4 盖上锅盖，调至大火，煮至沸。

5 揭开锅盖，放入丝瓜，调至中火煮1分30秒至丝
   瓜熟软。

6 加入少许盐、鸡粉，拌匀调味。

7 倒入蛋液，边倒边搅拌至蛋花成形，关火后盛出
   煮好的汤料，撒上葱花即可。

红腰豆鲫鱼汤

营养功效 鲫鱼含有蛋白质、多种维生素、微量元素及钙、磷、铁等营养成分，具有增强抵抗力、益气健脾等功效，产后新妈妈食用后能促进乳汁分泌。

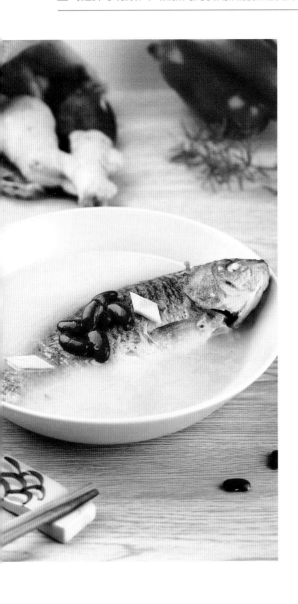

原料

鲫鱼300克，熟红腰豆150克，姜片少许

调料

盐2克，料酒适量

烹饪技巧

鲫鱼要处理干净，把鱼身上的水擦干，这样煮制时不容易掉皮。

做法

1 用油起锅，放入处理好的鲫鱼。

2 注入适量清水。

3 倒入姜片、红腰豆，淋入料酒。

4 加盖，大火煮17分钟至食材熟透。

5 揭盖，加入盐，稍煮片刻至入味。

6 关上火，将煮好的鲫鱼汤盛入碗中即可。

通草煲猪蹄

轻松同步做美味
扫扫二维码

营养功效 通草含有钠、镁、碳水化合物、纤维素等营养成分，有清热、利尿、通乳的作用，跟猪蹄一起煲汤能促进乳汁分泌，是产妇的首选滋补汤品。

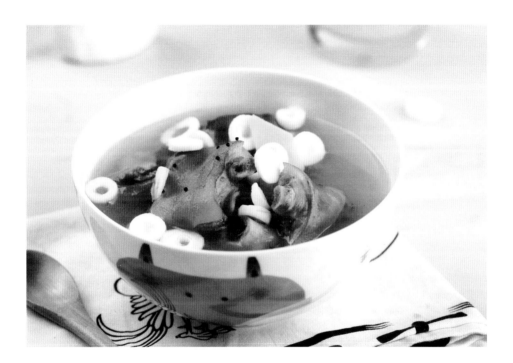

原料

猪蹄400克，桑寄生15克，通草、王不留行各10克，姜片少许

调料

料酒5毫升，盐2克

烹饪技巧

汆好水的猪蹄可以在凉水中浸泡片刻，口感会更好。

做法

1 锅中注入适量的清水大火烧开，倒入猪蹄，淋入料酒，汆煮去杂质，将猪蹄捞出，沥干水分，待用。

2 砂锅中注入适量的清水大火烧热，倒入猪蹄、桑寄生、通草、姜片、王不留行，搅拌匀。

3 盖上锅盖，大火煮开转小火煮3个小时析出成分。

4 掀开锅盖，加入盐，搅匀调味。

5 关火，将煮好的猪蹄盛出装入碗中即可。

鸡蛋西红柿粥

营养功效 西红柿能为新妈妈提供多种维生素，并有补血的功效，还可改善产后皮肤色素沉着的现象，与鸡蛋一起煮粥，利于消化，健脾开胃，并为新妈妈提供能量，使身体加速恢复。

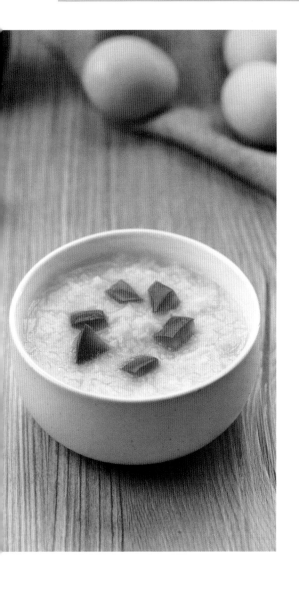

 原料

水发大米110克，鸡蛋50克，西红柿65克

调料

盐少许

烹饪技巧

为方便食用，西红柿可先去皮后再切丁使用。

做法

1　洗好的西红柿切成丁，备用。

2　鸡蛋打入碗中，打散调匀，制成蛋液，备用。

3　砂锅中注入适量清水烧开，倒入洗好的大米，搅散。

4　盖上锅盖，烧开后用小火煮约30分钟至大米熟软；揭开锅盖，倒入西红柿丁，搅拌均匀。

5　盖上盖，转中火煮约1分钟至西红柿熟软；揭开锅盖，转大火，加入少许盐，搅匀调味。

6　倒入备好的蛋液，拌煮至蛋花浮现；关火后盛出煮好的粥即可。

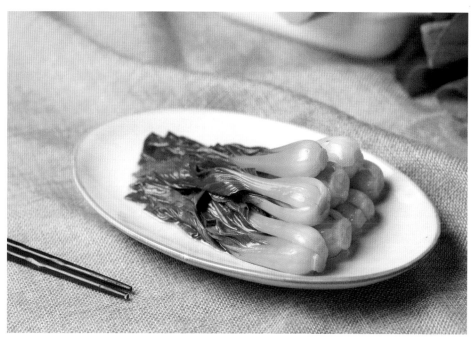

鸡汁上海青

营养功效 上海青富含钙、铁、胡萝卜素和维生素C，可促进血液循环、散血消肿、清热解毒、润肠通便，还有助于保护新妈妈视力，淋上鸡汁后，新妈妈的胃口会更好。

原料

上海青400克，鸡汁适量

调料

盐、白糖各3克，水淀粉10毫升，食用油适量

烹饪技巧

焯上海青时，加入少许食用油，可保持菜叶鲜艳的色泽。

做法

1 洗净的上海青菜底部切上十字花刀，装入盘中，备用。

2 锅中倒入约1000毫升清水烧开，加少许食用油拌匀，倒入上海青拌匀，焯煮约1分钟至熟后捞出。

3 炒锅置火上，注入少许食用油烧热，倒入上海青、鸡汁，加入盐、白糖，炒匀调味。

4 加入少许水淀粉，拌炒均匀。

5 将炒好的上海青夹入盘中，浇上原汤汁即可。

椰汁鲍鱼排骨汤

营养功效 椰子肉含有蛋白质、铁、磷等营养成分，具有促进细胞再生、促进消化等功效；鲍鱼可以改善新妈妈产后虚弱的体质，二者搭配产后常用食材排骨煮汤，增加了汤的风味和营养。

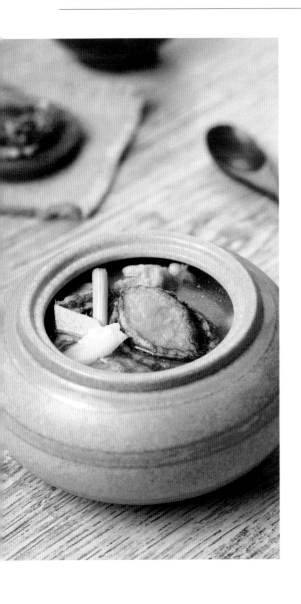

原料

排骨段200克，小鲍鱼165克，椰子肉150克，薏米30克，姜片、葱段各少许

调料

盐、鸡粉各2克，料酒8毫升

烹饪技巧

制作本品时，调味料宜少放，否则会影响鲍鱼本身的鲜味。

做法

1. 洗净的小鲍鱼切取鲍鱼肉，去除内脏，待用。

2. 锅中注水烧开，倒入小鲍鱼，淋入适量料酒，去除腥味，捞出待用。

3. 沸水锅中倒入洗净的排骨段，淋入少许料酒，汆去血渍，捞出待用。

4. 砂锅注水烧热，倒入薏米、排骨、小鲍鱼、椰子肉，加入姜片、葱段、料酒，拌匀。

5. 盖上盖，烧开后用小火煮约1小时，至食材熟透。

6. 揭盖，加入少许盐、鸡粉，拌匀调味，用中火略煮，至汤汁入味；关火后盛出煮好的汤料，装入碗中即成。

生菜鱼肉

营养功效 鲮鱼是一种高蛋白、低脂肪的食物，肉质细嫩，口感极佳，容易消化，还有益气补血的作用，有助于改善产后新妈妈的气色。

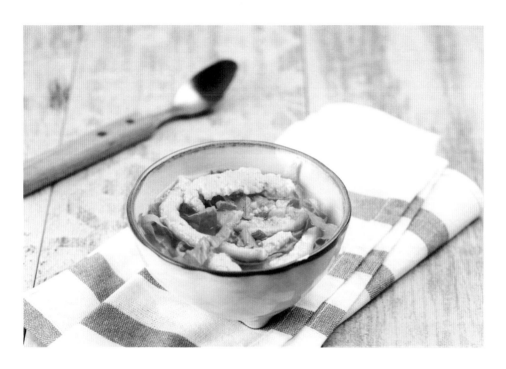

原料

鲮鱼500克，生菜200克，葱2根，姜5克

调料

生粉10克，芝麻油3毫升，盐4克

烹饪技巧

打鱼胶时注意保持同一个方向搅拌直至结束，否则不易成胶。

做法

1 洗净的葱切碎备用，洗净的姜切碎备用，洗净的生菜切丝备用。

2 鲮鱼剁去鱼头，切开，去骨，切薄片，改切条，切泥，放入碗中，倒入适量姜末、葱花、盐、生粉，注入适量清水，拌匀。

3 鱼肉摔打至起胶，平铺在碟子上。

4 锅中注入清水，烧开后，用筷子或小刀将鱼肉小块小块削进热水锅中。

5 边煮边搅拌，当鱼肉呈条状并浮起后加入盐，倒入生菜丝，转小火。

6 倒入芝麻油，适当搅拌一会儿，盛出装碗即可。

胡萝卜山药羊肉煲

营养功效 羊肉营养十分全面、丰富，可增加消化酶，保护胃壁，帮助新妈妈消化。新妈妈适当吃些羊肉还可益气补虚，促进血液循环，使皮肤红润，增强御寒能力和抗病能力，使气色更佳。

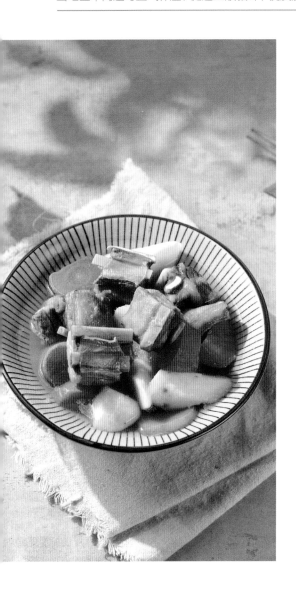

原料

胡萝卜70克，羊肉、山药各100克，姜片10克

调料

盐3克，鸡粉2克，料酒5毫升

烹饪技巧

将两三个带壳的核桃打孔，与羊肉同煮，可去除羊肉的膻味。

做法

1　胡萝卜切滚刀块；山药对半切开，改切成滚刀块；羊肉切成块，备用。

2　锅中注入约800毫升清水，用大火烧开，下入姜片、羊肉，拌匀，加入适量料酒。

3　盖上盖，转小火煮40分钟。

4　揭盖，放入胡萝卜、山药，捞去锅中的浮沫。

5　盖上盖，用小火再煮20分钟至食材熟软。

6　揭盖，调入适量盐、鸡粉，拌匀调味，略煮片刻。

7　把煮好的汤盛出，装入汤碗中即可。

绿豆豆浆

扫扫二维码 轻松同步做美味

营养功效 绿豆含有蛋白质、胡萝卜素、B族维生素、叶酸、钙、磷、铁等营养成分，具有增强免疫力、抗菌抑菌等功效。

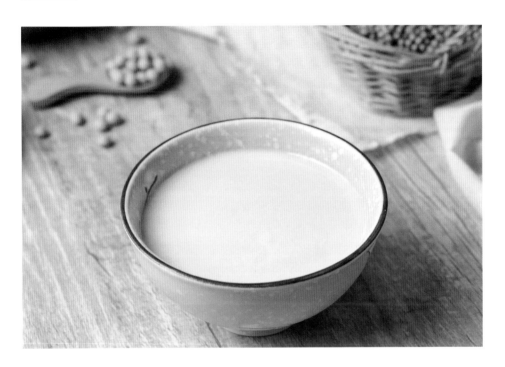

原料

水发绿豆100克

调料

白糖适量

烹饪技巧

泡绿豆时，不能将其放在温度过高的环境，以免绿豆发芽。

做法

1 将已浸泡3小时的绿豆倒入大碗中，加入适量清水，搓洗干净。

2 把洗净的绿豆倒入滤网，沥干水分，再倒入豆浆机中；加入适量清水，至水位线即可。

3 盖上豆浆机机头，选择"五谷"程序，再选择"开始"键，启动豆浆机。

4 待豆浆机运转约15分钟，即成豆浆。

5 将豆浆机断电，取下机头，把煮好的豆浆倒入滤网，滤去豆渣。

6 将豆浆倒入碗中，加入适量白糖，搅拌均匀至其溶化，待稍微放凉后即可饮用。

轻松同步做美味
扫扫二维码

丝瓜瘦肉粥

营养功效　丝瓜含有蛋白质、脂肪、钙、磷、维生素、瓜氨酸等成分，产后新妈妈适量食用，能起到活血通络、润肤美白的功效。

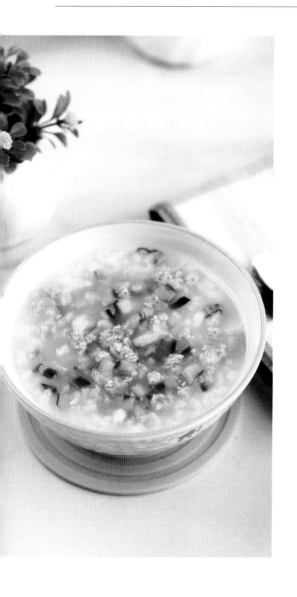

原料

丝瓜45克，瘦肉60克，水发大米100克

调料

盐2克

烹饪技巧

要选择外形完整、无虫蛀、无破损的新鲜丝瓜，食用时口感会更好。

做法

1　将去皮洗净的丝瓜切片，再切成条，改切成粒。

2　洗好的瘦肉切成片，再剁成肉末。

3　锅中注入适量清水，用大火烧热，倒入水发好的大米，拌匀。

4　盖上盖，用小火煮30分钟至大米熟烂。

5　揭盖，倒入肉末，拌匀，放入切好的丝瓜，拌匀煮沸。

6　加入适量盐，用锅勺拌匀调味，煮沸。

7　将煮好的粥盛出，装入碗中即可。

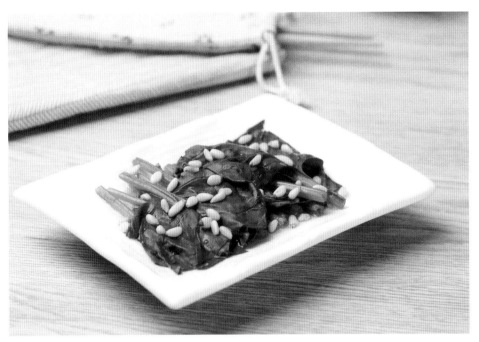

松仁菠菜

营养功效 菠菜除了能够为新妈妈补充铁质、增强抵抗力外，其中所含的粗纤维，还具有帮助消化、促进新陈代谢、防止脂肪堆积的作用。

原料

菠菜270克，松仁35克

调料

盐3克，鸡粉2克，食用油15毫升

烹饪技巧

菠菜根部营养价值较高，且有淡淡的甜味，可以保留食用。

做法

1 洗净的菠菜切成三段。

2 冷锅中倒入适量的油，放入松仁，用小火翻炒至香味飘出，关火后盛出装碟待用。

3 往松仁里撒上少许盐，拌匀，待用。

4 锅留底油，倒入切好的菠菜，用大火翻炒2分钟至熟，加入盐、鸡粉，炒匀。

5 关火后盛出炒好的菠菜，装盘待用，撒上拌好盐的松仁即可。

扫扫二维码 轻松同步做美味

彩椒山药炒玉米

营养功效 山药对产后体力恢复有好处，营养丰富但饱腹感强，具有一定的纤体作用，还可以帮助胃肠消化吸收，促进肠胃蠕动，使肠内堆积物排出，与玉米、彩椒搭配，又不会影响营养吸收。

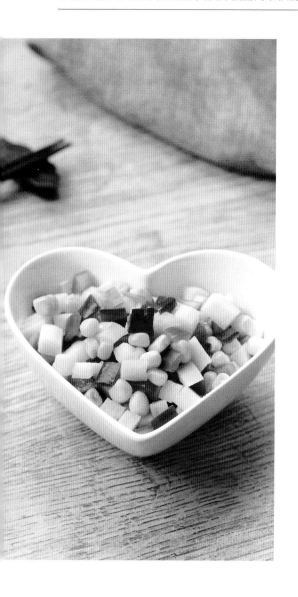

原料

鲜玉米粒60克，彩椒25克，圆椒20克，山药120克

调料

盐、白糖、鸡粉各2克，水淀粉10毫升，食用油适量

烹饪技巧

由于山药和玉米本身有一定甜味，炒制时可少加盐。

做法

1　彩椒切条形，改切成块；圆椒切条形，改切成块；山药切片，再切条形，改切成丁，备用。

2　锅中注入适量清水烧开，倒入玉米粒，用大火略煮片刻，放入山药、彩椒、圆椒。

3　加入少许食用油、盐，拌匀，煮至断生，捞出，沥干水分，待用。

4　用油起锅，倒入焯过水的食材，炒匀，加入盐、白糖、鸡粉，炒匀调味，用水淀粉勾芡。

5　关火后盛出炒好的菜肴即可。

翡翠白玉

扫扫二维码　轻松同步做美味

营养功效　豆腐是高蛋白、低脂肪的食物，鸡肉的热量也相对较低，与具有瘦身效果的菠菜搭配，可以在满足产后新妈妈所需营养的同时，又可避免其摄入过多的脂肪和热量。

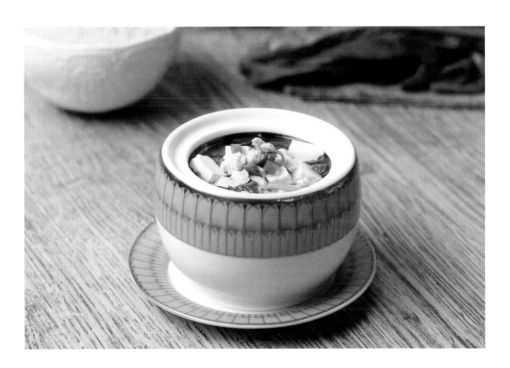

原料

豆腐块70克，菠菜50克，鸡肉碎60克，高汤100毫升，葱花少许

调料

盐2克，鸡粉1克，食用油适量

烹饪技巧

菠菜和豆腐一同食用时，一定要将菠菜焯水。

做法

1　沸水锅中加入少许盐，搅匀，倒入洗净的菠菜，煮一会儿至断生，捞出，沥干水分，装盘，放凉，切碎，待用。

2　用油起锅，倒入鸡肉碎，炒匀，放入葱花，炒香，加入菠菜，炒匀。

3　注入高汤，搅匀，倒入洗净的豆腐，加盖，用大火煮约2分钟。

4　揭盖，加入盐、鸡粉，搅匀调味。

5　关火后盛出煮好的汤，装碗即可。

荷兰豆炒香菇

营养功效 香菇含有不饱和脂肪酸、香菇多糖、香菇嘌呤、维生素、矿物质等营养成分，能提高机体免疫力、延缓衰老、降血压、美容养颜。

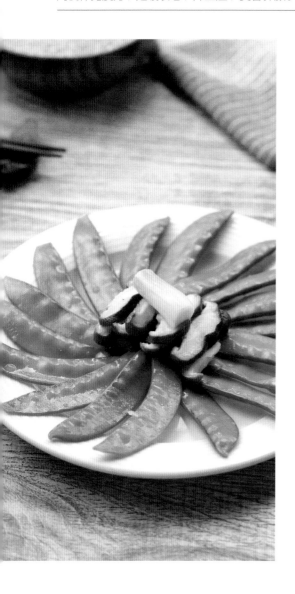

原料

荷兰豆120克，鲜香菇60克，葱段少许

调料

盐3克，鸡粉2克，料酒5毫升，蚝油6克，水淀粉4毫升，食用油适量

烹饪技巧

摘荷兰豆时，去掉豆荚上的茎，口感更好。

做法

1 洗净的荷兰豆切去头尾，洗好的香菇切粗丝。

2 锅中注入适量清水烧开，加入少许盐、食用油、鸡粉，倒入香菇丝，搅散，略煮片刻。

3 再倒入荷兰豆，拌匀，煮1分钟至食材断生，捞出焯好的食材，沥干水分，备用。

4 用油起锅，倒入葱段，爆香，放入焯过水的荷兰豆、香菇。

5 淋入料酒、蚝油，翻炒匀，放入鸡粉、盐，炒匀调味。

6 倒入适量水淀粉，翻炒均匀，关火后把炒好的食材盛入盘中即可。

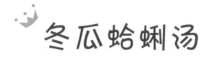
冬瓜蛤蜊汤

营养功效 冬瓜汤可以促进产后尽快排尿，促进身体恢复，适当吃对治疗产后水肿也具有良好效果，同时还有减肥的功效，是产后常见的瘦身食材，但产后不能大量进食，要适量。

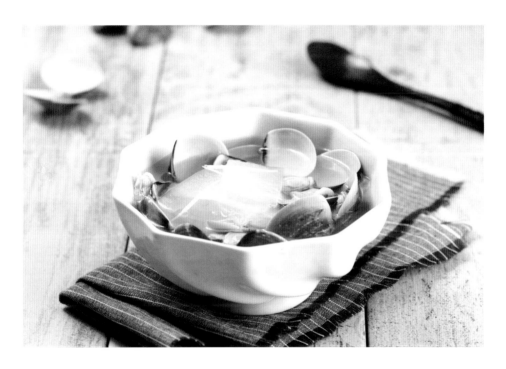

原料

冬瓜110克，蛤蜊180克，
香菜10克，姜片少许

调料

盐、鸡粉各2克，白胡椒
粉适量

烹饪技巧

如果蛤蜊冷水下锅，用中
小火煮至汤汁泛白，蛤蜊
的鲜味就完全出来了。

做法

1　洗净去皮的冬瓜切成片，待用。

2　锅中注入适量的清水大火烧开，倒入冬瓜片、姜片，搅拌匀。

3　盖上锅盖，大火煮5分钟至食材变软。

4　掀开锅盖，倒入处理好的蛤蜊，拌匀，煮至开壳，加入盐、鸡粉、白胡椒粉，搅匀调味。

5　关火后将煮好的汤盛出装入碗中，撒上备好的香菜即可。

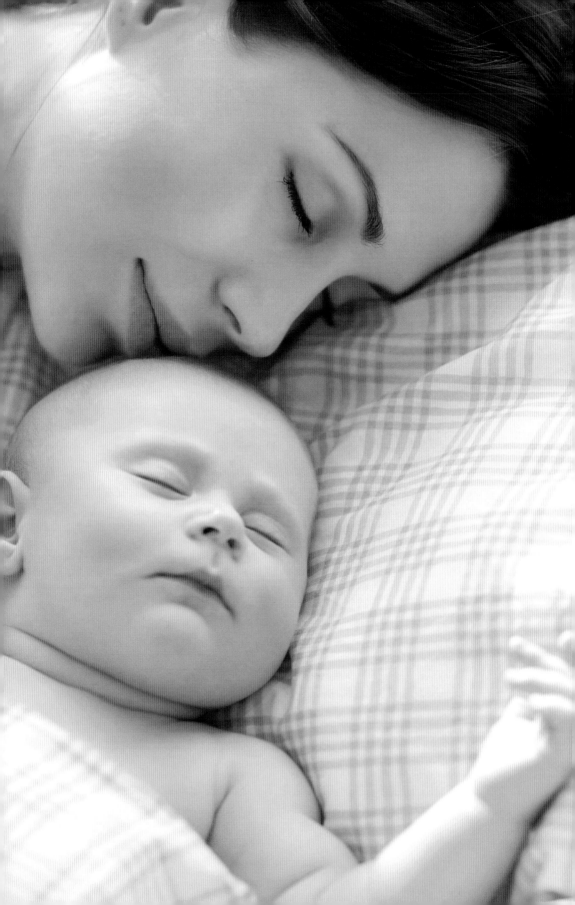

Chapter 3

老观念 + 新思想，科学安排月子期起居

月子期不能洗澡、不能洗头，也不能外出，简直就像坐牢。这可能是很多新妈妈抱怨较多、却又无奈的事情。糟糕的是，尽管如此，之后很多新妈妈还是会以过来人的身份去叮嘱别人要如此，只是因为这是老观念。这样的老观念是正确的吗？是不是所有的老观念都是不对的？科学安排月子期生活，新思想又是怎样说的？

【老观念】产后起居无小事

十月怀胎，一朝分娩，其后是新妈妈身体恢复的关键期。在月子期间，新妈妈应保证充分的休息，不要碰冷水，并避免久蹲久站，才能避免对子宫造成损伤。因此，我们选取了老观念对产后新妈妈有益的5个生活护理要点，新妈妈不妨一试。

♥ 产后多休息

休息是坐月子的头等大事。经历了分娩的疼痛，产妇身心都比较疲劳，产后一定要静养，并注意休息，不要让自己感到疲劳。一般建议新妈妈在产后24小时内卧床休息，但第二天可以起床做适当的运动，行会阴侧切术或剖宫产的产妇也应该尽早下床活动，但应以不感到疲劳为宜。在此之后，新妈妈除了给宝宝喂奶、做抚触外，其他的事情可以请月嫂或家人帮忙做，以保证休息充足。

月子期新妈妈卧床休息的时间比较多，但产后子宫、脏器、膈肌要恢复到原来的位置，所以产妇卧床休息必须讲究姿势、方法。卧床休息分平卧、侧卧、仰卧、伏卧、半坐卧、随意卧等。传统中医主张产妇分娩完毕，不能立即上床睡卧，应先闭目养神，稍坐片刻，再上床背靠被褥，竖足屈膝，呈半坐卧状态，不可骤然睡倒平卧。如此半坐卧3个白天后，平卧、侧卧、仰卧皆可。

♥ 月子里不要碰冷水

月子里碰冷水是产后保养的大忌。传统观念认为，产后新妈妈气血不足，元气亏损，且身体骨骼、关节都处于开放的状态，如果经常接触冷水则有可能使风寒、凉气侵入体内，造成气血运行不畅。大量数据显示，很多新妈妈们产后都落下风湿病和关节痛的毛病。因此，月子期间一定不能碰凉水，还要注意保暖，避免受寒。

除了不碰冷水，新妈妈在月子期间应该注意尽量少接触冰凉、寒冷的环境。很多产妇都忽略了使用冰箱可能带来的风险。如果你经常开启冰箱门，接触到冰箱里冒出的凉气，对产后恢复有害无益。

当然，如果新妈妈在月子期间偶尔沾了冷水也不要过分担忧，这并没什么大碍，只是切忌频繁、长时间接触冷水。

♥ 注意腰部保暖

产后的新妈妈都容易受凉，而特别是在怀孕期间受力较重的腰部，更容易受风寒侵袭。冬天，天气变冷，新妈妈要格外注意腰部保暖，及时添加衣物，避免冷风吹到腰部，晚上睡觉的时候，建议在腰腹部多搭一条毛巾被，防止受寒。

即便是夏季，新妈妈也不要穿露脐装。

♥ 及时"清空"乳房防胀奶

相较于产后奶水不足，胀奶可能也是很多新妈妈需要面对的问题。一般是当乳汁开始分泌时或退奶后，乳房开始变热、变重，出现疼痛，有时甚至像石头一样硬，乳房表面看起来光滑、充盈，连乳晕也变得坚挺而疼痛，这就是胀奶。如果不及时"清空"乳房，则可能导致乳汁淤积，引起乳腺炎，严重者可能引起退奶。

哺乳期的妈妈们要想预防胀奶的情况，首先应该让宝宝多吮吸，每次喂奶，先让宝宝吸空一侧乳房后再换另一边吃。在满足宝宝食欲的基础上，还应该学会及时排出多余的乳汁。排出乳汁的方法很多，如手法挤奶、吸奶器吸奶、针对性按摩等，但无论采取哪种方法，都要尽量将淤积的乳汁排出，疏通乳腺管。

排空多余乳汁的常用方法是手法挤奶。挤奶前用肥皂、流动的水洗净双手，采取坐位，身体稍稍前倾，以自己感觉舒适为宜；拇指和食指放在距乳头根部2厘米的地方，二指相对，其他手指托住乳房；两指向胸壁方向轻轻下压，再放松，如此反复一压一放，几次后就会有奶滴出。一侧乳房至少挤压3~5分钟。注意，手法挤奶不应该感觉疼痛，如果疼痛，说明方法不正确。

如果采用针对性按摩法排出淤积的乳汁，可先热敷乳房5分钟左右，然后用手指轻搓乳头，并轻轻向外牵引，反复操作2~3分钟，待乳头稍软后，一手托起乳房，另一手用手掌从乳房四周向乳头按摩。手法宜轻柔，按摩过程中排出的乳汁可作为润滑剂，以免损伤皮肤。

♥ 避免久站久蹲

中医认为，久立伤骨，久坐伤肉。新妈妈在产后身体虚弱，盆底组织松弛，久蹲或久站都有可能导致日后腰腿疼痛，严重者还有可能造成子宫脱垂。因此，月子期一定要避免久站久蹲。感到疲惫时要多卧床休息，这样能够促进恶露的排出，也能让身体更快地复原。

【新思想】劳逸结合恢复好

相比于老观念所提倡的"躺"着坐月子，新思想则更提倡产后新妈妈尽早活动以促进身体恢复。除此之外，产后新妈妈还应该加强产后运动，并积极调适产后心理，以便轻松度过月子期，为日后健康做好准备。

♥ 不同产妇的产后养护

顺产与剖宫产相比不仅分娩方法不同，产后护理方式也不相同，了解以下这些护理方式才可以顺利地康复。另外，对于高龄产妇而言，其产后养护也有其特点。

● 顺产妈妈

每一位顺产妈妈都是"超人"。经历过漫长且痛苦的分娩过程，宝宝降生后，新妈妈可能感到非常疲劳，此时很想好好睡一觉。但是产科专家建议，产后不宜立即熟睡，应当取半坐卧位闭目养神，以消除疲劳、安定神志、缓解紧张情绪。

同时，新妈妈自己和护理的家人一定要随时观察新妈妈的出血量。一旦发现阴道有较多出血，应及时通知医生，及时处理。

产后发烧是大事，新妈妈在产后一定要定时量体温,如果发现体温超过38℃就要当心。分娩之后的24小时内，由于过度疲劳，可能会发烧到37.5℃,但这以后，体温都应该恢复正常。如有发烧，必须查清原因,适当处理。个别妈妈乳胀也可能引起发烧，但随着乳汁排出，体温会降下来。

● 剖宫产妈妈

剖宫产妈妈采取的无论是局部麻醉还是全身麻醉。术后24小时内都应该卧床休息。选择硬脊膜外腔麻醉的剖宫产妈妈术后前6个小时，需要将头偏向一侧、去枕平卧6个小时，预防呕吐物误吸和头痛。剖宫产6小时以后可以垫上枕头，采取半卧位，每隔3~4个小时换一次体位，

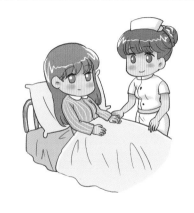

翻身时家人或护理人员须在一旁协助。

剖宫产后，医护人员会定期给产妇检查伤口并进行换药，但是家人需要勤帮新妈妈查看伤口敷料上有无渗血，注意保持敷料的干燥，尤其是伴随肥胖、糖尿病、贫血的新妈妈更要注意。在做咳嗽、恶心、呕吐等动作时，要用手压住伤口两侧，以免伤口出现意外。

● 高龄产妇

高龄新妈妈度过了高风险的孕期，再经过凶险的分娩，其生命体征是医生格外关注的对象。分娩时的失血、产后恶露都有可能造成产妇血容量减少、血糖过低、血压下降，所以，要留心观察血压和血糖的变化。此外，高龄新妈妈尤其是伴随妊娠高血压、妊娠糖尿病的高龄新妈妈，虽然一般来说，妊娠期糖尿病、妊娠高血压会随着妊娠期的结束而终止，但国外有研究表明，因为高龄新妈妈身体的原因，多数还是会影响血压和血糖，甚至半数会在今后的生活中再次患上糖尿病或出现高血压。所以，这些妇女应该在分娩后定期随诊，监控病情发展，防止发展成糖尿病。尤其是那些有糖尿病家族病史的高龄女性就更应注意防范。

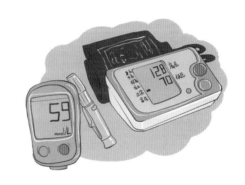

❤ 及早下床活动

无论顺产还是剖宫产，产妇都要尽早下床活动。分娩时新妈妈因消耗了大量的体力，感到非常疲劳，想好好休息，但分娩后长时间卧床，会使肠蠕动减缓，导致肠胀气、食欲不佳，不利于恶露的排出和伤口的恢复，易患下肢静脉栓塞。

顺产妈妈在产后6~8小时后可适当活动，比如坐起来；12小时后可自己到厕所排便，在身体恢复较好的情况下；分娩后第2天就可以下床走动。会阴侧切的准妈妈可以适当推迟下床时间，量力而行。

剖宫产新妈妈麻醉消失后，上下肢肌肉可做些收放动作，拔出导尿管后要尽早下床，动作要循序渐进，先在床上坐一会儿，再下床站一会儿，然后开始走动。这样能增强胃肠蠕动，尽早排气，还可预防肠粘连及血栓形成而引起其他部位的栓塞。剖宫产妈妈下床活动前可用医用束腹带绑住腹部，这样走动时就会减少因为震动而引起的伤口疼痛。

❤ 尽早开奶

宝宝一降生便已经具备了觅食、吮吸和吞咽反射，新妈妈生产完半小时就可以让家人把宝宝置于胸前吮吸乳房。此时，宝宝和母亲都处在分娩后的兴奋期，较为敏感，宝宝吮吸乳房不只为了吃饱，还能促进宝宝胎便的排出，同时刺激新妈妈乳汁分泌，使初乳快速产生。产后最初几天分泌的初乳对新生儿的消化吸收和生长发育很有好处，不要浪费。

如果宝宝的衔乳姿势不当，便无法达到刺激母乳产生的效果。哺乳的正确姿势是宝宝的下颌贴到乳房，嘴张大，下唇向外翻，面颊鼓起呈圆形，含住大部分的乳晕。宝宝含入乳房越深，就能获取越多的乳汁。宝宝正确、有效的吸吮，能促进妈妈的垂体分泌大量的泌乳素，进而使乳房产生乳汁。

❤ 产后尽快排尿、排便

正常情况下，顺产新妈妈在生产后2~4小时就会排尿，产后12~24小时排尿会大为增加。为了在正常的时间里排尿，新妈妈可以尝试每15~20分钟就收缩、放松一下骨盆，或者用手轻轻按小腹下方，或用温水袋敷小腹。如果4小时后仍没有排尿，建议新妈妈及时找医生就诊，以免发生尿液滞留。

正常情况下，生产后的2~3天新妈妈都会排便，但是由于产后肠肌松弛、腹内压力减小、会阴疼痛、产褥期出汗多等原因，很多新妈妈在产后第一次排便的时候都很痛苦。尤其是剖宫产的妈妈们，不仅伤口会疼，子宫也会感觉不一样。这时，新妈妈应避免用力排便，但也不要因为害怕疼痛而忍住不排。

顺产新妈妈起床上厕所时，动作要慢，最好使用马桶，小便完后要注意伤口清洁，尤其是有侧切的妈妈。如果是剖宫产的产妇用导尿管，那么就要常常更换产褥垫，清洗外阴，以避免细菌滋生而受到感染。

❤ 产后宜勤换衣服

新妈妈生产后的代谢旺盛，容易出汗，此时千万不要怕麻烦，要多准备一些内衣内裤和贴身的衣物，一旦感觉不舒服马上换下来，避免着凉。衣物洗净后最好放在太阳下暴晒消毒。换下来的衣物最好能尽快清洗，可以在洗衣的同时在水中加些专用的洗衣消毒水或是利用阳光的照射给衣物消毒。

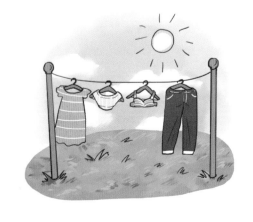

💗 哺乳期间也要穿胸罩

孕期激素水平升高，刺激乳房发育，乳房逐渐增大。产后随着乳汁的分泌，乳房进一步充盈、增大，此时如果没有一定外力的承托，势必导致乳房下垂。因此，哺乳期妇女应该佩戴胸罩。

可能会有新妈妈担心胸罩的束缚会影响乳汁分泌。严格地说，如果胸罩选择合适，是不会影响乳汁分泌的，但如果胸罩过小过紧，导致乳房排乳不畅，乳汁淤积，就可能反射性地引起乳汁分泌减少。因此，产后新妈妈最好选择合适的哺乳胸罩。

罩杯大小适宜，能够完全包裹乳房，有一定的支撑作用；棉质、透气的胸罩，吸收性比较好，还可以减少异味产生，哺乳胸罩是哺乳期妈妈的较好选择。此外，胸罩肩带最好要宽些，这样穿上会比较舒服。目前市面上有许多专门为产妇设计的胸罩，款式各异，罩杯拆卸方便，产妇可以根据个人的喜好进行选择。

💗 产后心理减压不容忽视

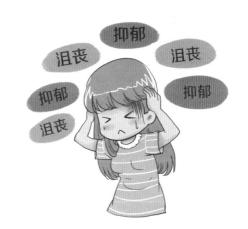

宝宝的出生，带来了欢欣、幸福，也带来了更多的责任和担心。产后新妈妈由于身体还在恢复期，不能活动太多，新妈妈可能在产后出现情绪低落和焦虑，甚至出现产后抑郁症。为预防产后抑郁症的发生，产后新妈妈可通过心理减压法，让自己摆脱抑郁的困扰。

◎ 新妈妈要学会积极的自我心理暗示，树立哺育宝宝的信心，并试着从可爱的宝宝身上寻找快乐。

◎ 保证充足的休息和睡眠，多吃新鲜的蔬菜、水果，少吃巧克力等甜食，健康的身体有助于维持健康的心态。

◎ 在身体允许的情况下尽可能多地活动，如散步和做轻松的家务等，避免重体力劳动。

◎ 学会放松自我，不要过分忧虑。不要勉强自己去做不想做或者可能带来烦恼的事情。多跟新爸爸交流，把自己的真实感受和想法告诉他，让他和你共同承担并分享。这样有助于渐渐恢复信心，愉快地面对生活。

◎ 多参加社交活动。做了妈妈后不要整天都围着宝宝转，参加一定范围的社交活动，能保持自己的头脑灵活和增加信息量。

【观念PK】新老观念对对碰

随着社会的进步，关于"坐月子"的传统观念开始越来越多地受到现代科学观念的挑战。女性产后保养非常重要，辨别不科学的"坐月子"观念，采用科学的方法则更加有效。接下来，我们就来看一下关于"坐月子"老观念与新思想的不同之处吧！

坐月子不能洗澡、洗头 PK 坐月子是可以洗澡、洗头的

老观念：产妇在分娩后全身皮肤的毛孔和骨缝都张开了，如果月子里洗澡、洗头，会使风寒侵袭体内，日后出现月经不调、身体关节和肌肉疼痛。

新思想：产后会大量出汗，而且一个月不洗澡、洗头实在无法忍受，只要注意保暖，还是可以洗澡、洗头的。

专家观点

产后可以洗浴，但夏天要在分娩3天后、冬天宜在分娩1周后，并且洗的次数不要太频繁，尤其是体虚者。洗浴时最好是淋浴，每次5~10分钟，以20℃的室温、34℃~38℃的水温最为适宜，即使在炎夏也最好不要低于37℃。洗后赶快擦干身体，及时穿好衣服，以免受凉感冒。

刚生完孩子都会流汗的 PK 产后多汗是不是生病了啊？

老观念：刚生完孩子，新妈妈身体虚弱，流汗是正常的，说明毛孔通畅，完全不用担心自己是不是生病了。

新思想：整天躺在床上不活动，也会大汗淋漓，而且这一现象持续了一段时间了，可能是与身体虚弱有关吧，也很担心自己是不是生病了。

专家观点

生完孩子出汗多属于正常现象，完全不用担心自己是不是生病了，更不要认为出汗是身体虚弱的表现。月子里汗多尤其要注意护理，比如保持适宜的室温，不要穿盖过多，勤换衣物，饮食上要适当补水、补钙等。

月子里刷牙以后会掉牙 PK 不刷牙不卫生

老观念："生个孩子掉颗牙"。月子里刷牙漱口会动摇牙根，伤及牙肉，造成牙齿过早松动、脱落或牙齿流血等。

新思想：产妇月子里每天进食大量的糖类、高蛋白食物，如果不刷牙，会使这些食物的残渣留在牙缝中，容易形成龋齿或牙周病，并引起口臭、口腔溃疡等。

专家观点

　　产后应与平时一样每天刷牙。产妇进食的食物大多细软，本来就失去了咀嚼过程中的自洁作用，更容易为牙菌斑的形成提供条件。产后3天内宜采用手指刷牙，之后再用牙刷刷牙。

坐月子再热也要忍 PK 开空调也无妨

老观念：产妇都是怕风的，所以即使是夏天坐月子，也得把房屋的门窗紧闭，不能留缝隙，而产妇也要穿长衣长裤，全身武装。

新思想：房屋门窗紧闭，空气不流通，如果天气闷热，产妇很容易中暑。如果实在太热，开开空调也没有多大关系。

专家观点

　　产妇刚生完孩子汗腺分泌比较旺盛，容易出汗，如果感到热，可以适当吹电扇、开空调。尤其是在夏天，气温高，如果坚持门窗紧闭，不开空调，新妈妈和新生儿都会起痱子，还容易造成产褥期中暑。若是开空调、吹电扇，不可让空调、电扇对着自己吹。

月子里要卧床休息 PK 适当活动更利于恢复

老观念：产妇在生孩子时消耗了大量的精力和体力，她们体质虚弱、筋骨松软。因此，月子里产妇必须躺在床上，不能下床活动，这样才能让身体快速恢复。

新思想：如果产后较长时间不活动，易使血液本来就处于高凝状态下的产妇发生下肢静脉血栓及肠粘连，特别是剖宫产的产妇。因此，早下床活动对身体更好。

专家观点

　　整日卧在床上，甚至进食也不下床，不仅会使产妇食欲减退，生殖器官恢复得慢，有可能引起子宫内膜炎症、器官和组织栓塞性疾病。反之，适当活动则有利于加速血液循环，使身体快速恢复。

上网对眼睛不好 PK 坐月子太无聊了，你别管了

老观念： 月子里用眼太多容易造成视力下降，导致以后眼睛不好，新妈妈月子里最好不要上网、少玩手机。

新思想： 月子期多数时间都是待在室内，除了照顾宝宝和自己外，基本无事情可做，玩手机、上网可以打发时间，也可以让自己适当放松。

专家观点　　这两种观念都并非完全不对。产后避免眼睛疲劳是必要的，但适当的上网、看书、看电视，有利于新妈妈排解郁闷，减少产后抑郁症的发生率。只是要注意保持正确的用眼习惯，每隔15分钟左右休息一会儿。

产妇不宜睡软床 PK 硬板床睡不惯

老观念： 产妇不宜睡软床，否则日后会落下腰痛的毛病。

新思想： 长期以来都是睡软床，突然换成硬板床不习惯，而且担心月子期在床上的时间长，会更不舒服。

专家观点　　产后骨盆的完整性、稳固性都较差，整个骨盆趋于"松软"状态。若睡在太软的床上，左右活动都有一定阻力，翻身坐起也不会很利索。如欲急速起床或翻身，产妇就必须格外用力，容易发生耻骨分离，导致骨盆损伤。所以，月子期间，应当睡一段时间的硬板床或床垫较硬的床。

产后用束腹带塑形 PK 产褥期结束后用束腹带塑形

老观念： 产后2~3天就可以用束腹带，不仅能塑形，还能防止内脏下垂。剖宫产新妈妈尽早用束腹带，还可以防止伤口开裂。

新思想： 产后身体有自我恢复的过程，只要适当注意，不会出现内脏下垂等问题。束腹带可以在月子期后再用。

专家观点　　产后为恢复体形，束腹带不可少，但如果生产后就使用，不利于子宫复旧，易造成子宫脱垂。对于剖宫产的产妇来说，伤口处最好暴露，过早用束腹带对伤口愈合不利。束腹带的使用时间可咨询医生后决定。

不能见风、不外出 PK 保持空气流通，减少外出次数

老观念： 新妈妈刚生完孩子身体虚，不能见风，不管是冬季还是夏季，门窗必须关得严严实实，更不能外出。

新思想： 长期待在一个房间，如果空气不流通，更容易生病；如果有必要外出，还是可以的，只要注意保暖即可。

专家观点

  产后新妈妈的房间最好每天开窗通风30分钟，保证充分的空气对流和充足的光照。只要母婴不置身于对流风中，不直接对着风吹，通风时适当保暖，不会受"风寒"。外出不是禁忌，但要减少外出的次数，避免劳累，同时做好保暖措施，尤其是头颈部要围围巾。

满月之后才能过性生活 PK 要远离性生活 42 天以上

老观念： 分娩对产妇身体有损伤，月子期应该避免性生活，等到满月之后就可以了。

新思想： 医生说，产后身体的恢复需要 42 天，那在身体恢复之前还是不能过性生活，30 天是不够的。

专家观点

  分娩对子宫内膜和阴道壁造成的损伤，需要42天才能逐渐恢复，过早行房事，容易发生炎症、子宫出血、会阴撕裂。建议顺产者在产后42天恢复性生活，剖宫产者在产后2个月恢复性生活，同时避孕。

不能穿拖鞋 PK 可以穿拖鞋

老观念： 拖鞋鞋底比较硬，且脚后跟易受凉，新妈妈最怕受凉，否则以后会脚跟疼。

新思想： 月子期主要在家里活动，穿拖鞋比较方便，并且自己有穿袜子，应该不会受寒，夏天穿拖鞋更凉快。

专家观点

  如果在冬季，坐月子时的确应该穿厚棉袜与包脚鞋，这样可以避免受寒。但是夏季完全没有必要这么做，只要穿上薄棉袜与质地较软的布拖鞋即可。如果觉得穿着袜子不舒服，也可以不穿，但要注意不要光脚暴露在有风的地方，也不要光脚在地板上走。

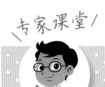

【专家课堂】科学护理更舒心

经过现代科学验证，老一辈们总结出来的坐月子方法，的确有一定的合理性，但是也存在部分糟粕。同样，新思想也是如此。如何科学坐月子，怎样做好月子期间的日常护理，做到下面几点很重要。

❤ 根据宝宝的生活作息时间调整休息时间

劳累不但影响新妈妈的产后恢复，也会影响到乳汁分泌。有了宝宝，产后新妈妈再也不能一觉睡到天明，即使在后半夜也会被宝宝吵醒几次。为了保证新妈妈有充足的休息时间，新妈妈要根据宝宝的睡眠和吃奶时间适当调整自己的作息时间。

宝宝的睡眠时间是可以利用的整块时间，产后新妈妈可以利用这整块时间与宝宝共眠，充分的休息对于新妈妈来说是极为重要的。如果得不到好的休息，新妈妈的泌乳量就会明显变少，宝宝吃不饱，也会影响到新妈妈的睡眠和休息质量。

❤ 保证每日八九个小时的睡眠

分娩后新妈妈的身心会极度劳累，再加上有了宝宝之后，新妈妈每天都要围着宝宝转，比如喂奶、换尿布，宝宝哭闹时抱一抱宝宝，和宝宝说说话。这些事情都要由新妈妈来承担或参与，增加了疲劳的程度，所以新妈妈一定要好好休息，每天保证8~9小时的充足睡眠。

新妈妈在产后卧床休息的时候一定要注意躺卧的姿势。因为分娩结束后子宫会迅速回缩，而韧带却有点像失去弹性的橡皮筋一样很难较快地恢复原状，再加上盆底肌肉、筋膜在分娩时过度伸展或撕裂，使得子宫在盆腔内的活动范围增大而极易随着体位发生变动。为了防止发生子宫向后或向一侧倾倒，新妈妈在卧床休养中要注意避免长期仰卧位，而应侧卧、仰卧和俯卧等多种姿势交替。

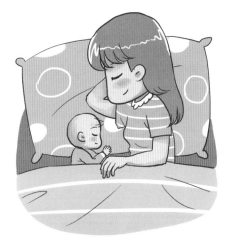

💜 月子里产妇睡姿应经常更换

不论是顺产还是剖宫产的新妈妈，产后睡姿很重要。因为产后睡姿不正确容易导致子宫移位；如果总是保持仰卧位的睡姿，容易导致子宫后倒，造成产后腰痛，白带增多，也不利恶露排出。

顺产后正确的睡姿 侧卧位和仰卧位轮换着进行。顺产新妈妈可能会有会阴处轻度撕裂，有的还会在会阴外侧切留下伤口。顺产新妈妈正确的睡姿最好是侧卧，左右都无所谓，主要避免压迫有伤口的一侧和挤压到乳房。尽量避免长时间仰卧，否则会造成骨盆较之以前宽大。

剖宫产后正确的睡姿 侧卧位与半卧位轮换进行。剖宫产新妈妈侧卧时，应使身体和床成20~30度角，将被子或毛毯垫在背后，以减轻身体移动时对切口的震动和牵拉痛。同时，剖宫产后产妇也应采取半卧位，可使子宫颈内积血流向后穹隆，以防止子宫颈内积血渗入到腹腔内。进行剖宫产后的2周可以开始俯卧，每天1~2次，每次15分钟左右。

💜 时刻关注产后恶露的变化

产后，随着子宫内膜（特别是胎盘附着地方的内膜）脱落，子宫分泌的黏液等也随之从阴道内流出，这就是恶露。正常的恶露有些血腥味，但是不臭，总量为500~1000毫升。一般情况下，恶露在产后3周左右就干净了。

观察一下你的恶露情况是否正常，尤其是要注意恶露的质与量、颜色与气味的变化，可以估计出子宫复旧的好坏。有的产妇恶露淋漓不断，到"满月"时还有较多的血性分泌物，有臭味，产妇自己觉得下腹部痛、腰酸。产后6周检查时，子宫还没有恢复到正常大小，质地软，有压痛等，都是子宫复旧不全的表现。

如果产后2周，恶露仍然为血性，量多，伴有恶臭味，有时排出烂肉样的东西，或者胎膜样物，说明子宫复旧很差，这时应考虑子宫内可能残留有胎盘或胎膜，随时有可能出现大出血，应立即去医院诊治。如果产妇有发热、下腹疼痛、恶露增多并有臭味等症状，应考虑为产褥期感染，也要及时就医。

💜 产后 42 天进行健康检查

经历了妊娠分娩的新妈妈们，经过一个月的休养，身体状况已经逐渐恢复到接近孕前。但也不排除产后各脏器、伤口康复不佳的情况，尤其是曾患有妊娠合并症和妊娠并发症的新妈妈，产后更应该密切观察这些疾病的变化。一般情况下，除了乳腺器官外，新妈妈的机体在产后6周左右，即产后42天，都会逐渐恢复至孕前的状态，此时正是去医院检查的好时机。产后42天回医院进行健康检查，以评估新妈妈的康复情况。当然也不是必须限定在第42天去，一般认为，42~56天都行。

💜 哺乳期间谨慎用药

哺乳期新妈妈服药后，药物会通过乳汁进入新生儿体内。为了给宝宝提供更加优质的母乳，妈妈们在哺乳期间用药更要谨慎，须在医生的指导下，采取合理用药原则，否则对宝宝的身体会造成不良损害。

◎ 有自愈倾向的疾病能不用药就不用药，但患病需要用药时，不要硬扛，尽量选择哺乳期安全的药物。

◎ 尽量避免使用哺乳期不安全的药物。哺乳期妈妈如果不得已使用了哺乳期禁用的不安全药物，需要暂停哺乳。

◎ 尽可能选择单一有效成分的药品，避免复方制剂。例如，哺乳期感冒的妈妈如果只有鼻塞流涕，建议选用海水鼻腔喷雾器护理鼻子；止咳可选用右美沙芬；头疼可以服用对乙酰氨基酚；嗓子疼可以用淡盐水漱口。

◎ 尽可能选用速效剂型而避免长效剂型。

◎ 能用外用药解决问题时，不选口服药。哺乳期如果出现皮肤问题，势必需要外用药物，在使用外用药物时一定要注意药物成分，最好咨询医生，不要私自购买药物。如果用了外用药，应避免让宝宝接触到。

◎ 一旦使用药物，要按照成人正常剂量服用，不要随意减量。

◎ 服药时间应该以哺乳后立刻服用为最佳，或者在宝宝最长的一轮睡眠之前服药。

tips

哺乳期避免选用的药物：放化疗药物、雌激素类药物、喹诺酮类抗生素、四环素类、氯霉素类、环孢霉素、阿霉素、麦角胺类、异维酸类、他丁类降脂药、磺胺类抗生素、阿司匹林、苯巴比妥、胺碘酮、锂制剂、可卡因、放射性同位素等。

哺乳期妈妈应慎重使用的药物：止痛药（一般哺乳期都不建议吃止痛药，如果疼痛严重，必须用止痛药应考虑暂停哺乳）、甲硝唑（使用时建议中断哺乳12~24小时）、磺胺类（喂哺5天之内的新生儿及早产儿应避免使用）、抗真菌素药物（局部用药较安全）、抗病毒药物、硫脲类抗甲状腺药物等。

六个妙招助子宫复原

子宫恢复靠收缩，而推动子宫收缩靠的是自然机制。一般只要生产启动后，子宫就不断地收缩，因此绝大部分新妈妈都能顺利恢复。不过，要想恢复得又快又好，还需要妈妈自己做点"功课"。

妙招一：及时排尿 新妈妈在产后会因为膀胱受压、肌肉张力降低、会阴伤口疼痛等问题，加上不习惯于卧床排尿，更易发生尿潴留，使膀胱撑大，妨碍子宫收缩。所以，新妈妈在产后要及时排尿。

妙招二：按摩子宫 在生产完后，当新妈妈的体力得到一定的恢复，一般在第二天就要进行子宫按摩，把手放在肚脐周围，做顺时针环形按摩，以此帮助、促进子宫收缩。

妙招三：按摩乳房、刺激乳头 按摩乳房可以让子宫收缩，在分娩后，产妇要第一时间让宝宝吸吮母乳，这样不仅有利于母乳的分泌，同时也能刺激子宫收缩。

妙招四：早做提肛运动 提肛运动主要就是收缩肛门，每次提肛以后要憋住20~30秒，然后放松，每组3~5次，这样强有力的"肌肉收缩"动作，能让原本撑大的子宫慢慢恢复到原来的大小。

妙招五：使用子宫收缩剂或生化汤 为了预防产后大量出血，医生通常会用子宫收缩剂。除了西药以外，中国民间自古流传的生化汤也可以去瘀活血，帮助子宫恢复。

妙招六：适度运动 进行一些产后运动，例如进行腹式深呼吸，以及在产后一周躺在硬床上进行抬腿、提臀，或膝胸卧式运动，能使子宫和下腹有效收缩和复原。

哺乳期不宜使用化妆品

以煤焦油为原料合成的香料被广泛用于化妆品中，而其中的醛类产品对DNA毒性作用很大，极易导致DNA畸形、突变，从而诱发癌症。化妆品的颜料中则含有铅、铬、汞等多种重金属，部分化妆品还含有雌激素，这些化妆品经皮肤吸收，长期使用可引起子宫癌和乳腺癌。尤其是口红（唇膏），口红是复杂的化学产品，其中多种颜料和煤焦油染料对人体有害，部分颜料则对人体有直接的致癌作用。如果哺乳期妈妈使用化妆品，化妆品中的有害成分可能通过乳汁或身体接触进入宝宝身体，以致危害宝宝的健康。

❤ 产后做好皮肤的基本保养

产后，体内激素水平逐渐趋于正常，此时也是养护、调理肌肤的最佳时机。新妈妈应该根据季节的变化选择合适自己的护肤方案。

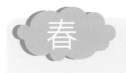

对于在春季生宝宝的新妈妈来说，此时皮肤比较敏感，应注意增强肌肤的耐受力，做好清洁、保养、保湿的工作，将肌肤调整到最佳状态。

对于在夏季生宝宝的新妈妈来说，天气炎热，皮脂腺与汗腺分泌更加旺盛，新陈代谢的速度更快，肌肤容易出油长痘。因此，清洁是夏季的保养重点，每天应彻底清洁肌肤。

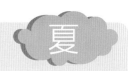

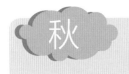

对于在秋季生宝宝的新妈妈来说，天气干燥、凉爽，身体新陈代谢减缓，要加强肌肤的清洁与补水。可用适量弱碱性化妆水，以加强毛孔的收敛效果。

对于在春季生宝宝的新妈妈来说，天气较为干冷，很多肤质不佳的新妈妈易出现"冬季痒"的现象。这时，要使用滋润保湿效果好的护肤品，以减少皮肤水分的蒸发。

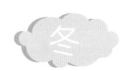

❤ 清洁＋按摩，呵护好乳房

从怀孕开始，新妈妈的身体就在不断变化，而产后变化最明显的部位就是乳房。分娩后第2~3天，乳房会变大，逐渐变坚实，局部温度增高，开始分泌乳汁，加上自身排出的汗液可能会在乳头周围形成一层垢痂，应定时用温水擦洗乳房、乳头及乳晕。每次给宝宝哺乳前后，最好用温水将乳头、乳晕及其周围擦洗干净，

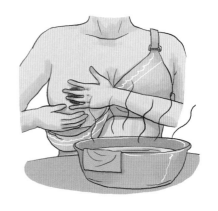

保证乳房的清洁。新妈妈在清洁乳房时，不要用香皂和酒精之类的化学用品来擦洗乳头，否则会使乳房出现局部防御能力下降，乳头干裂以致遭受细菌感染。

除此之外，新妈妈为保持乳房健美，还需要从哺乳期开始注意保养：

◎正确哺乳，宝宝吃奶时距离乳房不可过远，防止过分牵拉乳房。

◎按摩乳房。仰卧，由乳房周围向乳头旋转按摩，先按顺时针方向，后按逆时针方向；双手手指包住整个乳房，进行按压，每次3秒。同时，每次宝宝吃完奶后，也可以轻轻按摩乳房，每次5~10分钟，既促进乳房的血液循环，又增强乳房韧带的弹性。

◎使用松紧合适的宽带乳罩支撑乳房。

◎坚持做健胸操，使胸部的肌肉发达有力，从而增强对乳房的支撑作用。

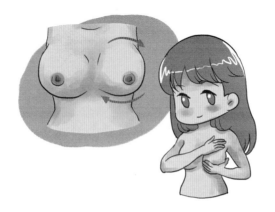

💜 产后瘦身巧安排

产后瘦身与保养，几乎是所有新妈妈都会面临的重大课题。产后瘦身，最重要的是按照不同时期的身体条件安排不同的瘦身方式，新妈妈们最好在产科医生的指导下制定适合自己的瘦身方案，切忌盲目瘦身。

产后第1周，产妇可以挑选轻柔、舒适并且可以24小时穿着的束腹产品，产妇同时尽量配合适度的产后运动，让骨盆、阴道恢复正常。产后第2周，白天，产妇可以在腹部位置使用束缚力较强的束腹产品，靠其强劲的紧缩力道，消除囤积在下腹部的脂肪，同时还能帮助直肌及左右骨盆恢复原状。同时配合散步等较轻松的运动来帮助减脂塑身。

需要注意的是，分娩后减重不宜太早开始。如果产妇的瘦身计划是要通过限制饮食或是做有氧运动消耗热量来实现，那么应该在分娩后6周身体状况大致恢复以后再进行。如果产妇急于求成，特别是做剧烈运动，那将有可能影响伤口愈合和子宫复旧，从而引起子宫出血、感染，甚至子宫脱垂。

下面就介绍两种适合产后新妈妈练习的运动方式：

● 胸式呼吸练习

① 新妈妈仰卧在床上，将右手放在胸部感受呼吸。

② 先慢慢深吸气，使胸部隆起，再慢慢呼气。注意吸气和呼气时都要缓缓进行。反复练习10遍，每日2~3次。

益处：练习胸式呼吸相当于暖身运动，有助于其他运动的开展，还有助于扩大肺活量。

● 绷腹抬腿运动

① 新妈妈平躺在床上，双腿并拢、伸直，双手伸直放在身体两侧。

② 呼气，同时双腿慢慢抬起；吸气，同时将双腿缓缓放下。注意抬腿过程中，腰部要始终紧贴床面。反复进行5次。

益处：有效锻炼腰腹部肌肉的力量，帮助消除腹部赘肉。

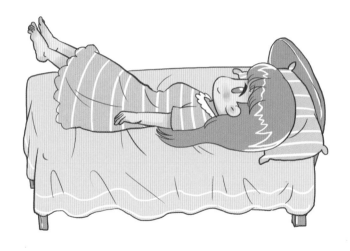

❤ 顺产侧切伤口的护理

　　侧切伤口是指在产妇顺产过程中，为了让生产顺利而在会阴处切开的一种斜形切口。顺产过程中，产妇承受着较大的风险，而侧切能迅速减小软产道阻力，加快生产速度，并且可以防止产妇会阴撕裂，保护盆底肌肉，避免引起肌肉撕裂，造成以后无法弥补的健康损失。

　　侧切伤口在很多顺产新妈妈身上都会有，那么产后应该如何护理这里的伤口呢？

　　◎ 保持外阴的清洁，勤换卫生护垫，避免恶露浸泡伤口。

　　◎ 大小便后可以用一个消过毒的瓶子装满水，用喷射出来的水流冲洗伤口，洗完擦干后，可以每天用消毒棉签由前向后擦拭外阴。

　　◎ 在产后的最初几天里，恶露较多，应选用消过毒的卫生巾，并经常更换。

◎ 如果伤口在右侧，新妈妈应向左侧睡，反之亦然。

◎ 保持排便畅通，发生便秘时不要屏气用力，可通过饮食加以调节。

◎ 伤口恢复不佳要坚持熏蒸治疗，每天2次，坚持2~3周。

◎ 月子期间不要提举重物，也不要做任何耗费体力的家务和运动。

◎ 产后6周内，应该避免性行为。

♥ 剖宫产伤口护理对策

剖宫产手术由于伤口比较大，在产后护理方面一定要特别小心谨慎。由于手术伤口范围较大，剖宫产表皮的伤口在手术后5~7日即可拆线或去除皮肤夹，但是，完全恢复的时间大约需要五六周的样子。如果伤口护理得很好，那么可以缩短恢复周期。无论是会阴切开伤口还是剖腹伤口，照顾原则大致相同，但因部位的不同，所以在促进伤口复原时就必须运用不同的技巧。

◎ 保持腹部切口清洁。手术后2周内，要避免沾湿腹部的伤口，应采用擦浴。伤口较平的人使用透气纸胶带。贴透气纸胶带须与伤口平整密合，以压迫疤痕，以免伤口变宽，3~4天更换一次，可碰水，碰水以后用干毛巾吸干表面，满月后贴一层即可，持续3~6个月。

◎ 在咳嗽、笑、下床前，用手固定伤口部位。

◎ 每天用手指头轻轻按摩伤口3~5分钟，减少疤痕产生。

◎ 避免阳光直接曝晒伤口，使疤痕颜色加深。

◎ 腹部伤口有红肿、灼热、剧痛、渗出物等情形时，请及时返院就诊。

♥ 高龄产妇应特别注意会阴部清洁

因为高龄新妈妈的阴道自洁能力以及自身免疫力都有所下降，加上月子期的新妈妈会阴部分泌物较多，更应该要注意会阴部的清洁。大小便后要用温水清洗，每天应用温开水或1：5000高锰酸钾溶液清洗外阴部。勤换消过毒的产后卫生巾，并保持会阴部清洁和干燥，以免发生产褥感染。

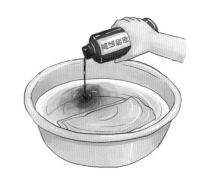

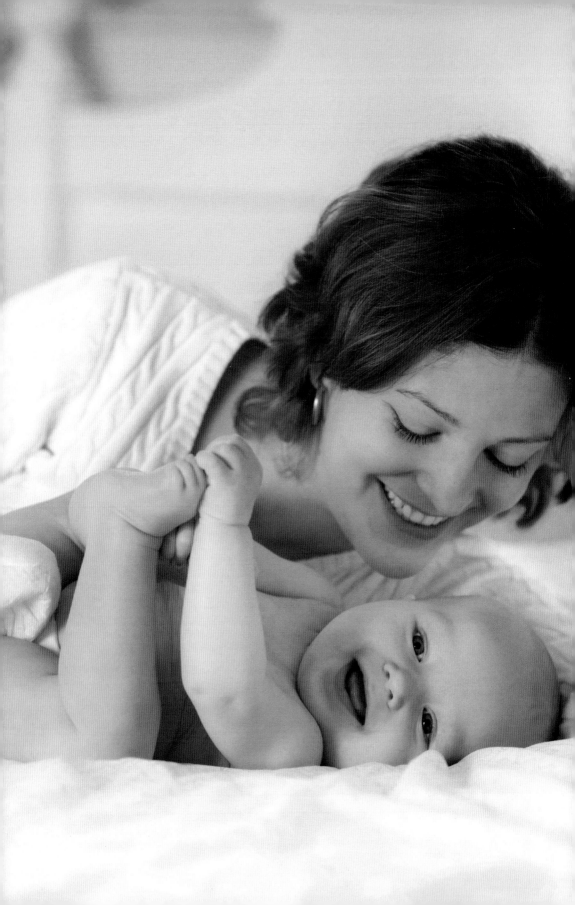

Chapter 4

老观念 + 新思想，
科学应对产后不适

历经彻夜无眠的生产过程，接着便是夜以继日的哺乳任务。身体上的劳累咬咬牙也就过去了，然而，各色各样的问题又如潮水般涌来，一躺在床上，腰痛得难以入眠；明明很累，却睡不着；乳房红肿、疼痛难耐……诸如此类的问题，相信你一定不会陌生。面对产后的诸多不适，新妈妈们该如何应对？

产后宫缩痛

女性经历了十月怀胎的艰辛和分娩的疼痛之后，很多女性产后仍然会有这样那样的不适。宫缩就是产后的病症之一，很多人对产后宫缩不是很了解，什么是产后宫缩？如何缓解产后宫缩痛？下面一起来了解吧。

❤ 说说产后宫缩痛

在胎儿和胎盘娩出以后，产妇的子宫会逐渐收缩成为一个较硬的球形肌肉器官。在产后1~2天内，子宫还要继续收缩，逐渐恢复到没有怀孕时那样大小。在子宫恢复的过程中，子宫肌肉群收缩会造成子宫周围血管关闭，能够有效预防产后大出血。可是在收缩的时候还是会造成周围血管缺血、组织缺氧、神经纤维受到压迫，所以就会出现产后宫缩痛。

产后子宫收缩仍然是一阵一阵的，只是收缩的间隔时间越来越长。一般来说，产后子宫在缩复过程中的收缩，许多产妇是感觉不出来的，但也有一些产妇在产后1~2天内，会感到一阵阵的下腹疼痛，这种疼痛有点类似月经来潮般的腹痛，不止下腹部不舒服，还会痛到腹股沟，甚至有持续性下背酸痛，严重的还会伴随阴道分泌物增加及阴道出血。

产后宫缩痛，多见于经产妇和多胎产妇。如果是多胞胎或者巨型胎儿，致使子宫扩张过度，那么就需要更加强烈的宫缩来实现子宫的复旧。因此，多胎产妇、巨婴产妇和经产妇更容易发生产后宫缩痛。

同时，哺乳时反射性催产素分泌增多刺激子宫，加重宫缩，所以给宝宝哺乳时，也经常会出现宫缩痛。

产后宫缩痛一般4~7天后会自行缓解，不要自行用药，而且服用药物一般也不能缓解。这时，新妈妈要注意休息，尤其不能刺激腹部。如果宫缩伴有较强烈的腹痛，痛到坐立不安、工作和生活受到影响，就需要去医院就诊。

值得注意的是，产后子宫收缩痛与产后腹痛有时不大容易区别。子宫收缩痛是产后腹痛的一种，但产后腹痛可能是其他原因引起的，例如，卵巢囊肿扭转和破裂、急性阑尾炎、坏死性胰腺炎、急性胆囊炎、肠梗阻等急症。新妈妈应仔细观察临床症状，以便区分。

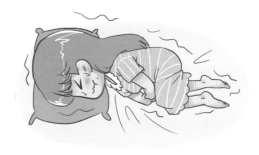

如何防治产后宫缩痛

产后发生子宫收缩痛是正常的现象，不必惊惶失措，也不必过于担心。产后子宫收缩痛是阵发性的，一般都可以忍受，为了缓解疼痛，新妈妈们可以采用些小妙招。

○ 按摩疗法缓解疼痛

三阴交穴为足太阴、足少阴、足厥阴三阴经交汇之穴，皆连于腹部，刺激三阴交穴可使产妇腹部始终处于得气之态，从而提高痛阈，降低疼痛敏感性，有抗痛和松弛肌肉的作用。产后新妈妈经常按压三阴交穴有助于缓解产后宫缩痛。

取穴：三阴交穴位于小腿内侧，相当于足内踝尖上3寸，胫骨内侧缘后方。

操作方法：以食指或拇指指腹相对给予三阴交穴适度的揉、按、捏、压，使其产生适度的酸痛感，每天按压3~5次，每日5~10分钟。

除此之外，新妈妈还可以每日以一手掌置脐上，一手掌靠耻骨边，随着呼吸上下起落，做轻重适度的按抚2~3分钟，也可以有效缓解产后宫缩痛。

○ 改变睡姿也有效

平卧位时，人体对子宫收缩疼痛最敏感，产后宫缩痛期间新妈妈宜采取侧卧位，使身体和床成20~30度角，还可以将被子或毛毯垫在背后，以减轻背部压力。同时，需避免长时间站立或坐，以减轻小腹部的疼痛感，半卧位时给产妇臀部垫个坐垫也对减轻疼痛有帮助。

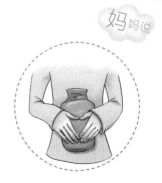

○ 热敷也是好办法

用热水袋热敷小腹部，可以促进腹部尤其是子宫周边的血液循环，有效预防和缓解产后宫缩痛。新妈妈可以每天不定期用热水袋热敷小腹部，每次敷半个小时，但需注意水温不要过高，以免烫伤。

产后腰痛

产后腰痛是产后新妈妈大多会遇到的问题，主要表现在腰部发酸、无力、久坐及站后即两侧腰肌部酸痛，久坐起不来，运动后酸痛加重，卧床休息后症状可减轻，体检除腰肌有轻压痛外无其他体征。严重者，卧床休息后也不能缓解。

❤ 为什么会腰痛？

产后腰痛有其生理原因，如激素水平的变化、韧带松弛，也有生活护理的不当。了解引起产后腰痛的原因，以便找到正确的方法防治腰痛。

生理激素变化大 产后，新妈妈体内的孕激素迅速下降，而机体组织对激素的需要量很大，这种激素水平的变化导致功能紊乱进而产生了疼痛，比如产后腰痛。

生理性韧带松弛 由于孕期脊椎、骨关节的韧带松弛，肌肉韧带拉松、拉长，弹性下降，在分娩后，盆腔内的组织不会很快恢复到孕前的状态，子宫也未能完全复位，在一定时间内，连接骨盆的韧带松弛，腹部肌肉也变得软弱无力，这些部位的痛感反射到腰部，就可能会引起腰部疼痛。

生理性缺钙 很多妈妈在孕期缺钙未能得到及时的补充，分娩后还会消耗掉大量的钙质，如果新妈妈在产后还坚持母乳喂养，钙流失就会加重，缺钙容易引起腰痛。

劳累过度 新妈妈产后经常弯腰照顾宝宝，如果休息不当，过早地持久站立和端坐，致使妊娠时所松弛了的骶髂韧带不能恢复，引起肌肉、韧带、结缔组织劳损而引发疼痛。

姿势不当 新妈妈在给宝宝喂奶时，都喜欢低头看着宝宝吃奶，由于每次喂奶的时间较长，且每天次数多，容易疲劳；为了夜间能照顾好宝宝，或为哺乳时方便，习惯固定一个姿势睡觉等都会引起单侧的肌肉疲劳，导致产后腰痛的产生。

❤ 产后怎样正确保养腰部？

产后腰痛一般不建议用药物来治疗，可通过日常护理或理疗的方式加以改善。

腰部宜保暖 平时注意腰部保暖，产后宜穿高腰裤。

劳逸结合 尽量避免久站或久坐，适时让腰部得到休息。

经常活动腰部，使腰肌得以舒展 如果感到腰部不适，可按摩、热敷疼痛处或洗热水澡，促进血液循环，改善腰部不适感。

适当控制体重 产后体重增加会加重腰椎负担，产后新妈妈应坚持合理饮食，尽早活动，以避免产后肥胖。

学会放松精神　紧张情绪会使血中激素增多，促发腰椎间盘肿大而致腰痛，愉快心情有助于防止腰痛发生。

💜 产后怎样防治腰痛？

预防产后腰疼必须从孕期做起，积极防治，腰痛就不会找上门来。

○ 调整姿势

给宝宝喂奶的过程中，可以间断性地做头往后仰、颈部绕环的动作。喂奶结束后，可以在床上做腰部绕环动作，舒展舒展四肢，让身体放松。

夜间不要习惯单侧睡觉和哺乳，以减少肌肉、韧带的紧张与疲劳。

○ 从孕期即开始防腰痛

孕期应合理进食，避免体重过于增加而加重腰部的负担，造成腰肌和韧带的损伤。注意充分休息，坐位时可将枕头、坐垫一类的柔软物经常垫在腰部，使自己感到很舒服，以减轻腰部的负荷。睡觉时最好取左侧卧位、双腿屈曲，减少腰部的负担。穿轻便柔软的鞋子，且避免弯腰等腰部活动过大的举动。

○ 适量运动缓解腰痛

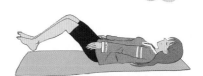

腰背部肌肉紧张即可引起腰痛，而下面的运动操可放松腰椎和腰背部的肌肉，而不是锻炼肌肉。首先，仰卧平躺，屈膝关节并抬高至45度角，两臂伸直水平抬起，手掌朝下。其次，最大限度屈左膝关节，同时右臂向上举。对侧也做同样动作，反复10次。

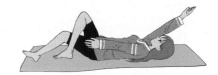

产后便秘

产后便秘是最常见的产后病之一。便秘困扰让人苦不堪言，尤其是处于哺乳期的妈妈们。产后便秘虽不会带来生命危险，但往往也会在一定程度上影响新妈妈和宝宝的健康。因此，应及时防治。

💗 产后便不出来的困扰

如果产前灌肠，产妇产后2~3 天才解大便；若产前未灌肠，产妇可能1~2 天就会排便。一旦在产后超过3 天未解大便，应注意便秘的出现；如果便秘持续3 天以上，则一定要请医生予以适当的处理。产后便秘的出现，一般与以下因素有关：

◎ 产后由于腹直肌和盆底肌被膨胀的子宫胀松，甚至部分肌纤维断裂，使腹壁肌、肠壁肌、肛提肌等参与排便的肌群张力减低。

◎ 产妇体质虚弱，不能依靠腹压来协助排便，粪便在肠道过度滞留，水分过度吸收而致便秘。

◎ 分娩后，产道裂伤、会阴切开而引起疼痛，疼痛或畏痛也可造成排便抑制。

◎ 产后数天卧床休息，活动减少，肠蠕动减弱，也是影响排便的原因之一。

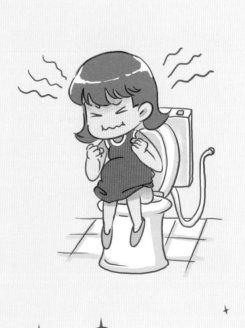

如何防治产后便秘？

生产后，许多新妈妈出现了便秘的症状，每到排便时都痛苦万分，甚至出现惧怕的心理。产后便秘的问题一定要及时改善与纠正，否则会危害到新妈妈的健康。

○ **食疗防治便秘**

便秘时，无论是中医还是西医，都是采用导泻通便。但是，产后大多数妇女身体虚弱，津液丧失，不能使用峻泻剂，只宜使用石蜡油、果导等缓泻剂，或者直接使用开塞露或温热肥皂水灌肠。然而，石蜡油味淡而油腥味重，难以入口，常服还会影响食欲；开塞露对于大便干结的便秘疗效不理想；而肥皂水灌肠法在一般家庭中又较难施行。因此，对于产后便秘来讲，使用食疗的方法，治病又增加营养，可谓一举两得。

◎ 油脂在肠道中扮演着"润滑剂"的角色。患有便秘的人群在日常饮食中适当进食油脂类食物，对缓解便秘十分有益，如花生、核桃、腰果等。但要注意的是，过多高油脂、高脂肪饮食对便秘患者而言有害无益。

◎ 每日进餐应适当配一定比例的杂粮，做到粗细粮搭配，力求主食多样化。在吃肉类、蛋类食物的同时，还要吃一些含纤维素多的新鲜蔬菜和水果、蜂蜜等，以增强润肠通便之功。

◎ 多喝汤、多饮水。

◎ 忌饮酒、喝浓茶、喝咖啡，忌吃辣椒等刺激性食物。

◎ 饮食的量与排便直接相关。进食量太少，使形成大便的成分不足，肠道得不到适度的充盈，蠕动功能减弱，久之容易引起便秘。进食太多，又会增加消化道负担，吃进去的食物难以被及时消化，便量也会越积越多，最终形成便秘。因此，每天均进食一定量的食物，以利于粪便的形成，维持正常的排便功能。

○ **适量活动很必要**

新妈妈常喜欢赖在床上，这不利于排便。顺产新妈妈在产后6~8小时就应坐起来进行一些翻身活动，采取多种睡姿或坐姿，有助于肠道恢复蠕动，防止便秘。

有效的提肛运动——凯格尔运动，只要做法正确且持之以恒，便秘治疗的成功率可达70%左右，而且无论是坐着、躺着，甚至站着，皆可轻松操作。凯格尔运动主要锻炼肛提肌（一种围绕直肠和肛门四周的平滑肌，排便时收缩，保证肛门开放），正常顺产者从分娩第2天开始即可练习。

凯格尔运动具体操作如下：

Step 1：仰躺在床上，双腿膝盖弯曲，类似分娩前做妇科检查的姿势。

Step 2：收缩骨盆底肌肉，就像平常解小便中途忽然憋住的动作。

Step 3：持续收缩约10秒，再放松10秒，如此重复15次，每天1次。

要点：姿势和用力一定要正确；除了肛提肌群，腹部大腿臀部均不需用力；运动次数和收缩强度需要随产妇体质和手术情况而定，最好事先请示医师。

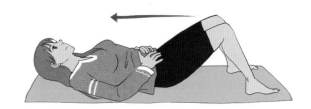

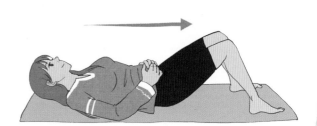

○ **心情好，有利于通便**

宝宝出生后，很多新妈妈会产生一种兴奋与紧张的矛盾心理，从而导致情绪不稳定、精神压抑等心理问题。甚至会因心理作用而自感全身无力，或加重产后便秘。那么，新妈妈应如何做好心理保健，轻松度过月子期，远离便秘困扰呢？

◎ 调整心态，正视产后不适。产后新妈妈可能会出现诸如失眠、尿失禁、伤口疼等不适反应。新妈妈应认识到，这些不适反应都是可以缓解的，如果保持一颗稳定、乐观豁达的心，相应的反应就不会那么剧烈，或者一段时间之后，就逐渐减轻。因此，面对产后不适，新妈妈切不可过于焦虑，或把身体的不适当作一种负担。

◎ 遇事积极、豁达。面对宝宝到来后的责任，很多新妈妈可能对将来的生活感到茫然，因为对住房、经济、照料婴儿等问题的担心，导致心理上的高度紧张。这些不良心态致使新妈妈情绪不稳定、依赖性强，甚至会表现出神经质。因此，新妈妈要尽可能做到遇事豁达，不斤斤计较；遇到不顺心的事，不要自怨自艾、怨天尤人，以开朗明快的心情面对问题；对家人、朋友要心存宽容和谅解，不是很原则的事情就可以大事化小、小事化了。

◎ 积极寻求亲人的支持与分担。家庭支持对新妈妈的心理健康会产生重要影响。当自己心理有不良情绪或遇到不如意的事情时，要向老公、家人、医生或朋友倾诉，月子期让新爸爸也参与到照顾新生儿的工作中来，减轻新妈妈的负担。

◎ 放松心情，多听轻音乐。便秘患者尤适合在吃饭时，或饭后听音乐，《寿世保元》中有言"脾好音乐，闻声即动而磨食。"吃饭时听柔和、清新的音乐，能促进食欲并有助于消化，而饭后欣赏音乐，可以陶冶性情，使心情愉悦，使元气归宗，乐而忘忧，消化系统也会处于很好的状态。

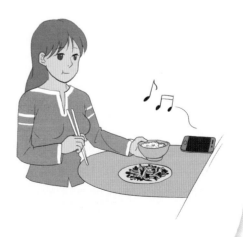

产后失眠

自从宝宝出生后就睡不好觉，这可能是多数新妈妈的困扰。分娩后，母体内激素的剧烈变化会导致新妈妈精神上种种不安，如头疼、轻微忧郁、无法入睡、手足无措等症状，但一般在72小时之内会逐渐消失。如果失眠持续时间长，新妈妈就应该注意了。

明明很累，却睡不着

分娩的煎熬过后，新妈妈又立即投入到照顾宝宝的艰巨任务中，身心都承受着很大的压力。尤其是新手妈妈，没有照顾宝宝的经验，难免会手足无措、提心吊胆，感觉特别劳累，而真的能躺下休息时，却可能遭遇失眠的困扰。

希望为宝宝做好一切事情再去睡觉，即使躺在床上脑子还在不停地想"我还忘了做什么？""如果宝宝夜里哭了我却睡着了怎么办？"尽管身心俱疲，但大脑一直处于高度兴奋状态，难以入睡、睡不踏实。

总是会不由自主地担心宝宝和自己的身体，感觉这也不好，那也不行，晚上睡觉时也是左思右想，始终处于担忧、焦虑无助的状态，难以入眠。

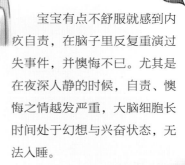

遇到突发事件后，经常手足无措，即使是一件小事也理不清头绪，不知道该怎么处理，晚上睡觉的时候也经常想来想去，睡不着。

宝宝有点不舒服就感到内疚自责，在脑子里反复重演过失事件，并懊悔不已。尤其是在夜深人静的时候，自责、懊悔之情越发严重，大脑细胞长时间处于幻想与兴奋状态，无法入睡。

♥ 怎么会成为失眠妈妈?

虽然产后妈妈都要经历体内激素的变化和身体功能的调整,可能有入睡过程稍长、睡不安稳的情况,但一般不严重,不会到失眠的程度。但是有一些妈妈与众不同,入睡非常困难,甚至彻夜难眠。这是什么原因导致的呢?

产后伤口疼痛难眠 新妈妈经历了剖宫产或是自然分娩有侧切伤口,也是影响新妈妈睡眠的一个重要因素。在分娩后的最初几天,新妈妈的夜间睡眠很大程度会被伤口的疼痛所折磨。

乳腺疼痛难以入睡 刚上手的新妈妈要开始喂养宝宝了,可是,手忙脚乱又怕弄疼了软软的宝宝,难免会让妈妈持续的用一个不正确的姿势去喂养,不正确的喂养姿势容易引发乳腺炎。如果乳头被吸吮破裂,那疼痛也会让妈妈彻夜无眠。

新角色的转化让你心慌 生怕身边的小宝宝有什么变化。宝宝真切的躺在身边的时候,紧张和焦虑难免袭上心头。但是,这种不安的情绪会通过中枢神经的反射作用而减少催乳素的分泌导致缺奶,宝宝则因奶量不足而抗议,妈妈也无法安睡。

晚餐过饱、睡前饮茶 这些不良的生活习惯也会引起新妈妈失眠。

♥ 产后失眠如何防治?

怀孕时,总想着宝宝出生后就好了,没想到相比于照顾宝宝的艰辛,整夜整夜地失眠却让你更难熬。保证充足且优质的睡眠是科学坐月子的重要内容之一,面对失眠,新妈妈该如何改善?

○ **放松心情**

世界上没有所谓的完美,照顾宝宝这件事也同样如此,作为新手妈妈难免会有照顾不周之处,只要及时调整即可,不必为追求完美过分苛责自己的言行。况且宝宝没有妈妈想象的那样脆弱,完全可以在一定限度内承受身体上的小小不适,不会对其身心造成不利影响。

月子期间,新妈妈不要一直处于围着宝宝转的状态中,过于单调的生活会让妈妈感觉厌倦,情绪低落,对生活失去兴趣,压抑的心情会造成或加重失眠。妈妈可以偶尔外出,会会朋友、看场电影、逛逛街等。

○ **改善睡眠从改变自己开始**

俗话说，人最难战胜的敌人是自己。如果能积极改变自己，那么很多困扰将不再存在，防治失眠亦是如此。新妈妈想要改善睡眠质量，不妨先从改变自己开始。

◎ 不被失眠左右。偶尔一次两次的失眠，新妈妈大可不必在意，如果坚持平常的生活，同时将引起失眠的原因加以调整，睡眠就能很快恢复正常。然而，如果你总是担心失眠，并开始为失眠做各种各样的事情，失眠就会左右你的生活，形成恶性循环。预防失眠的第一步即正视失眠，勿盲目担忧。

◎ 调整好作息时间。妈妈的睡眠时间一定要保证，因为充足的睡眠可以赶走疲劳，保持良好的心情，虽然这不太容易做到，但还是应该尽可能去做。如果夜里因为照顾宝宝而缺觉，可以在白天小睡一会儿，但不要时间太长，防止夜间失眠。

◎ 睡前放松。在睡前的半小时，妈妈不要忙碌着给宝宝准备这个、准备那个，应该让自己放松下来，静静地坐下来，看看内容轻松愉快的书、听听舒缓的音乐，慢慢地呼吸，排除各种杂念。同时，还可以在睡前暗示自己：我的胳膊放松了，腿放松了，头放松了，我就要睡着了。随着自己的暗示去放松自己身体的每一个部位，并集中注意力。

◎ 睡前吃点安神食物。尽量安排在睡前2小时前完成进食，睡前食物可选择全麦面包、燕麦片、一杯热牛奶等。最好不要吃巧克力、甜点等甜食，因为甜食很容易让人感到激动、兴奋，加重失眠。

◎ 多参加集体活动。多与同龄的宝妈们互动，或者可以与自己的好朋友讲讲目前的问题与困惑，适当的寻求一些帮助与支持。

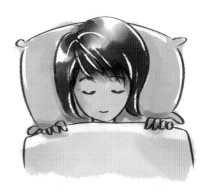

○ **适度锻炼**

运动是帮助睡眠、提高睡眠质量的金钥匙。坚持锻炼之所以能帮助入睡，原因在于：体温上下波幅大容易获得深度睡眠。一般情况下，体温在白天活动时会升高，夜间睡眠时降低，而浅睡眠的人，大多是白天体温不太高，夜间体温也不低。因此，可以通过增加体温上下变动的波幅来改善失眠，而涉及升高体温，运动就是较好的办法。

经常运动、锻炼身体，可使身心放松，加之适度的疲倦感，更容易使人进入梦乡。睡前3小时左右做适量的运动，既不会使人太过兴奋，又能使人安然入睡。另外，每天保持半个小时的运动量，对改善睡眠质量的效果极佳，例如睡前伸展操。

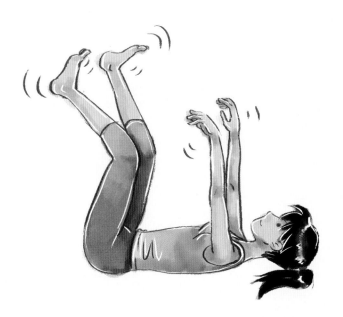

伸展操简单易操作，不会造成睡前运动过量，但需每天坚持，对睡眠才会起到很好的改善作用。具体操作：身体平躺于床上，眼睛看向天花板，四肢向上伸展，双腿可以不伸直，放松肩膀，手腕、脚踝一起摆动30秒。

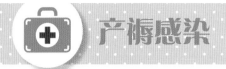

产褥感染

产褥感染，俗称"月子病"，是产后保健不可忽视的内容。一般发病在产后1~10天，表现为体温持续在38℃以上，如不及时治疗，会诱发子宫腔内感染、阴道感染等，并有并发败血症的可能，对产后新妈妈健康危害极大，因此必须引起重视。

❤ 什么是产褥感染？

产褥感染是由于致病细菌进入产道而引起的感染，这是产妇在产褥期易患的比较严重的疾病。根据感染发生的部位将产褥感染分为以下几种类型：

急性外阴、阴道、宫颈炎 由分娩时会阴损伤、手术产或孕前有外阴阴道炎者而诱发，表现为局部灼热、坠痛、肿胀，可出现尿痛、尿频、尿急。

剖宫产腹部切口、子宫切口感染 多发生于术后3~5天，局部红肿、触痛、组织侵入有明显硬结，并有浑浊液体渗出，体温超过38℃。

急性子宫内膜炎、子宫肌炎 产后3~4天开始出现低热、下腹疼痛及压痛、恶露增多且有异味，如早期不能控制，病情则会加重。

急性盆腔结缔组织炎、急性输卵管炎 主要表现为一侧或双侧下腹持续性剧痛，妇检或肛查可触及宫旁组织增厚或有边界不清的实质性包块，压痛明显，常常伴有寒战和高热。

急性盆腔腹膜炎、弥漫性腹膜炎 炎症扩散至子宫浆膜层，形成盆腔腹膜炎，继续发展为弥漫性腹膜炎，出现全身中毒症状，如高热、寒战、恶心、呕吐、腹胀、下腹剧痛，体检时下腹明显压痛、反跳痛。

血栓性静脉炎 常发生在产后或手术后7~10天，病变在盆腔内的静脉血管，病人往往有寒战、高热反应，反复发作，持续数周，很难与盆腔腹膜炎区别。若静脉炎的病变在下肢，多发生在股静脉、腘静脉或大隐静脉，表现下肢疼痛、高热、局部静脉压痛或触之如硬条索状，使血液回流受阻，引起下肢水肿，皮肤发白。

脓毒血症及败血症 细菌进入血液循环引起脓毒血症、败血症，尤其是当感染性血栓脱落时可致肺、脑、肾脓肿或栓塞死亡。

❤ 怎样预防产褥感染？

加强产褥期的观察及护理，做好产褥期的相关保健，能有效减少产褥感染的发生，促进产妇身心健康的恢复及婴幼儿良好的生长发育。

○ **注意营养**

产后营养要均衡合理，除了肉、蛋类食物，新鲜蔬果也要多吃。此外，新妈妈还要多喝水。

○ **注意卫生是关键**

致病菌侵入是引起产褥感染的主要原因，在月子期注意卫生则可有效预防感染的发生，为此新妈妈需注意以下几点：

◎ 选择正规医院生产。选择正规医院生产，可保证产房以及接生用具的卫生，预防感染的发生。

◎ 保证会阴部卫生。勤换卫生棉垫，每次大小便后用温水冲洗会阴部。如果是剖宫产，平时应该保持伤口的干燥，在产后5~7天才可以淋浴。

◎ 减少探视。为了减少交叉感染，同时保证母子的休息，月子里应尽量减少探视。

◎ 月子期避免性生活。产后同房日期最好在产后42天以后。如果产后42天仍有血性恶露，说明创面还未完全修复，初次同房日还得延期，直至恶露全部干净以后2天。倘若初次同房后血性恶露再现，应服用抗生素，预防感染。

○ **必要时及时就医**

分娩时，如果发生胎膜早破、产程延长、产道损伤、产后出血，应及时进行抗感染治疗。

分娩后，新妈妈一旦发现自己有产褥感染的一些临床症状，应立即就医，合理用药。当热退及症状消失后，还应使用有效抗生素5~7天。不少产妇热退以后不愿意继续用药，病灶没有被彻底清除，很容易转为慢性炎症，或者引起输卵管疤痕粘连，日后容易诱发宫外孕。

产后乳腺炎

月子期，是产后乳腺炎的高发期，特别是对于初产妇来说，第一次面对难免有些手足无措。并且，急性乳腺炎的症状也因人而异，掌握了正确的方法可以帮助新妈妈们有效预防和处理。

❤ 痛苦莫过于乳腺炎

"天哪！我的胸部怎么结硬块了？"

"还红肿发烫了！"

"好痛啊！"

……

本来以为生完孩子，已经度过了最艰难时刻，殊不知，要迎接的挑战远不止如此！产后哺乳就是一大难题，一不小心，就容易得乳腺炎。

产后乳腺炎是月子期常见的一种疾病，俗称"奶疖"，多为急性，常发生于产后3~4周的哺乳期妇女，经乳头的裂口或血性感染所致。在初产妇中较为常见。

当奶水未完全排空，输乳管被乳汁塞住后，通常会出现局部的硬块，称为乳汁滞留。若是乳头皲裂造成细菌感染，便称为感染性乳腺炎。

患乳腺炎后，新妈妈会突然感到恶寒、发热、乳房结块、局部红肿和疼痛，如果能及时用清热解毒的中药治疗，并保持乳腺通畅，病情会很快得到控制。如治疗不及时或不治疗，病情会逐渐加重，局部疼痛剧烈，呈刺痛、跳痛，持续高热不退，导致局部化脓，甚至发生败血症。

❤ 患了乳腺炎，能哺乳吗？

由于乳腺炎只感染乳房组织，与乳汁无关，因此，炎症不会传染给宝宝，可以继续喂奶。若是只有局部红肿，妈妈可在喂奶前先热敷红肿部位，并且将硬块揉散，哺喂后再冰敷。若是乳头感染、破皮，就该用奶水加以擦拭，或使用医师开立的乳头药膏。为防止宝宝吃到药膏，选择哺喂后再上药，或是哺喂前先以清水清洁乳头。

如果出现乳房脓肿并做了切开引流，可用健侧乳房哺乳，暂时将病侧乳房断奶，将乳汁挤出后丢弃，待乳腺脓肿痊愈后再重新开奶。但是当乳腺炎伴随着发烧症状的时候，最好暂停哺乳，因为有炎症，宝宝吃了这样的奶会上火，但是要挤奶，防止退奶。

♥ 如何防治乳腺炎？

患了产后乳腺炎，新妈妈往往都有些手足无措，一方面疼痛难耐，另一方面又担心哺乳会受到影响。患了乳腺炎究竟该如何处理？看看新老观念怎么说。

○ **乳腺通畅是防治的关键**

宝宝的吮吸非常有力，是极好的疏通乳腺管的方法。除此之外，产后新妈妈还可以通过挤压、按摩或吸奶器吸奶等方式疏通乳腺。如果采用挤压方法通乳，由于乳房的硬块很难处理，可先冷敷再温敷乳房后，再开始挤奶。

○ **用药需谨慎**

如果是乳汁淤积导致的急性乳腺炎，建议采用多按摩、局部热敷等物理方式来调节。急性乳腺炎初期，有一些患者由于疼痛难忍，想通过使用抗生素来尽快消除疼痛的症状，这是没必要且有害的，还会增加宝宝过敏的风险。

如果患者出现了高热症状，而采用乳汁疏通等物理方式24小时后无法改善，则应在医生的指导下规范地使用适量的抗生素进行治疗。如果使用了抗生素治疗，需暂停母乳喂养。

○ **药膳调治乳腺炎**

在中医里，有很多方剂，对治疗乳腺炎有效。在使用这些方剂前，你需要先去咨询一下专业的医师，再正确服用药膳。下面推荐一款适合多数新妈妈的药膳方以供参考。

黄花菜猪蹄汤。取干黄花菜25克、猪蹄1只，将黄花菜和猪蹄加水同煮，每天一次，吃肉、喝汤，可起到清热消肿、通经下乳的作用。

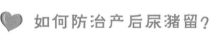

产后尿潴留

分娩后，尽管被宝宝到来的幸福感包围，但也会有些许问题困扰着新妈妈，产后尿潴留便是其一。虽说产后尿潴留是产褥期常见的不适之一，属于一种暂时性的功能性排尿障碍，会自行恢复，但给新妈妈带来的痛苦和尴尬以及可能引起的健康问题也应引起重视。

♥ 痛苦的产后尿潴留

一般来说，新妈妈在顺产后4~6小时内就可以自己小便了，但有些产妇产后长时间（7小时以上）膀胱充盈（膀胱残余尿量大于100毫升），而不能自解小便，这种现象称为尿潴留。多见于初产妇。产后尿潴留一般有三种表现，一是膀胱虽然胀得满满的，但却毫无尿意；二是，虽然已感到膀胱胀满，而且也有尿意，但是排不出尿来；三是，产妇虽然能排出尿来，但是只能排出很少的一点，大部分尿液仍留在膀胱里。

产后尿潴留发生的原因，多是由于产程比较长，膀胱长时间受压而致膀胱和尿道黏膜充血、水肿，以及膀胱肌肉收缩功能减低，引起排尿困难。另外，膀胱对排尿反向敏感性降低，会阴伤口的疼痛，精神紧张，不习惯于卧床排尿都是造成尿潴留的原因。

需要区别的一种情况是，有的新妈妈由于在分娩过程中体力消耗过大，在产后又未能及时补充饮食和水分，所以在产后的一段时间内可能会因为尿量过少而未排尿。这种情况下，新妈妈的膀胱是空的，不会存在膀胱饱胀的现象，这不是产后尿潴留，只需要补充水分即可。

产后尿潴留不仅会影响子宫收缩，导致阴道出血量增多，还是造成泌尿系统感染的主要原因。尿液在膀胱内潴留过久，尿液中的细菌会顺着短而宽的尿道侵入膀胱，使膀胱和尿道并发炎症。膀胱、尿道发炎时，排尿疼痛，更加重了排尿困难，形成恶性循环。泌尿系统的炎症还可能波及肾盂，引起肾盂肾炎等。

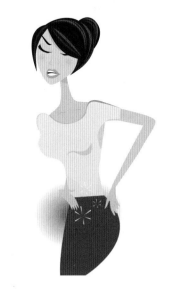

♥ 如何防治产后尿潴留？

产后尿潴留虽是常见的产褥期不适症状之一，但也完全可以通过合理的方法加以防治。

○ **按摩腹部**

如果新妈妈的身体条件允许，在新妈妈排尿前，可以用装有60℃左右热水的热水袋，放在新妈妈下腹部膀胱处，边热敷边向左右轻轻按摩位于脐与耻骨联合中点处的利尿穴，以逆时针方向按摩，并间歇向耻骨联合方向推压。通常热敷加上按摩20分钟左右即可。在新妈妈排尿之后，还可以再用手掌自膀胱底部向下轻轻推移按压，以协助其排出膀胱内的余尿。

不过在操作时，一定注意要把热水袋装入布套或者在热水袋下垫上毛巾，以免发生烫伤。而且，在按摩时不能强力按压，以免发生膀胱破裂。

○ **从孕期就要开始防治**

腹壁由于孕期持久扩张，产后发生松弛，腹压下降，无力排尿，也是引起产后尿潴留的原因之一。如果孕妈妈在孕期不憋尿，多运动，加强腹肌锻炼，至少可以在一定程度上预防此病的发生。研究证实，孕期普拉提练习，能有效增强骨盆底肌肉的收缩能力，产后尿潴留的发生率为零，是一种有效的预防产后尿潴留方法。

孕妇如果要进行普拉提训练，一定要选择专门供孕妇训练的普拉提动作，并在专业教练的指导下进行，这样才更安全有效。

○ **切不可使用利尿剂**

利尿剂是一种常见且有效的降压药，但部分患者观其名以为它能促进尿液的排出，因此在产后尿潴留时会选用利尿剂帮助排尿。这是不可取的。尽管利尿剂确实有利尿的功效，但其作用机制是通过血液刺激肾素分泌，促使尿液的产生，而尿潴留时尿液积存在膀胱内无法排出，其方向不同，盲目使用利尿剂反而会增加尿潴留。

因此，建议新妈妈在尿潴留期间不要使用利尿剂。

产后尿失禁

偶尔咳嗽、大笑，甚至打个喷嚏，便会有少许尿液漏出，这样的尴尬也是多数产后新妈妈所困扰的问题。类似这种，无法用意识控制、不由自主的尿液漏出现象，被称为产后尿失禁。

尴尬的尿失禁

尿失禁临床表现为腹压增加下不自主溢尿，常伴有尿急、尿频、急迫性尿失禁和排尿后膀胱区涨满感，80％伴有膀胱膨出。分轻度、中度、重度三种情况，轻度尿失禁发生在咳嗽和打喷嚏时，至少每周发作2次；中度尿失禁发生在快步行走、站立等日常活动时；重度在卧位时即发生尿失禁。

尿失禁的出现，很大程度上是因为妊娠、分娩的过程中，盆底的肌肉、韧带、筋膜等出现了松弛甚至断裂。产伤、助产、巨大胎儿、羊水过多、产程延长等阴道分娩引起的盆底损伤，以及胎头对阴道的挤压扩张、盆底肌肉的损伤、会阴的撕裂、会阴部神经的损伤等，都有可能导致尿失禁。

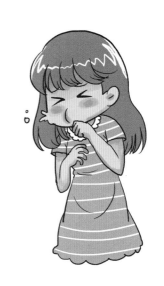

如果年轻时出现了尿失禁而不管不顾，随着年龄的增加，很可能会发展成为重度尿失禁。无论是自然分娩还是剖宫产都有带来盆底功能障碍的可能，进而引发尿失禁。建议产妇在产后42天以后，应到正规医疗机构进行盆底功能筛查、治疗，以便能早发现、早治疗。

尿失禁与顺产有关？

由于尿失禁的产生，主要是盆底的肌肉、韧带、筋膜等出现了松弛甚至断裂引起的。很多人认为，只要避免阴道分娩的过程，尿失禁就不会发生。真的是这样吗？

其实，怀孕期间的激素影响及子宫体积增加，会造成尿液增多，子宫也会扩大而压迫到膀胱、尿道，就会开始有尿失禁的症状。即使是剖宫产，骨盆肌肉的损伤仍然存在，如果缺乏相应的措施，也同样出现尿失禁的症状。因此，产后尿失禁并非是顺产的关系。

如何防治尿失禁？

产后尿失禁是很多产后新妈妈客观或者主观上忽视而引发的常见不适之一。不管怎样，它广泛存在且直接关系到女性日后健康。因此，正确防治尿失禁十分重要。

○ **合理饮水**

尿失禁的发生虽然与营养无直接相关，但有些产后妈妈在有尿失禁的症状时，就会减少水分的摄取，以减少尿液产生。其实，这样做是错误的。尿量减少的同时，尿液也会变得更浓，导致细菌滋生，反而容易造成尿路感染。因此，水分的适量摄取还是必要的，但在外出前、睡前2小时，需减少水分的摄取，以减轻漏尿的困扰。平时也尽量不要喝咖啡、茶、啤酒等刺激性饮料。

○ **产前保健是关键**

怀孕期间，准妈妈应该控制体重增加，控制胎儿体重，避免产伤、产程延长等产科因素，同时加强盆底肌训练。

分娩前，积极配合助产士，正确用力，不到子宫口开全就不要过早地用力，以免使产程延长。

如果在产前就引起足够重视，进行骨盆收缩锻炼，可预防产后尿失禁。

○ **骨盆肌肉收缩锻炼**

骨盆肌肉收缩训练操：分娩两周后先以中断尿液的感觉来体会一下，小便解到一半时，试着中止解尿，这时你会感觉会阴部收紧的感觉。多感觉几次，熟悉了之后就可以随时做这个运动，刚开始不确定自己是不是做对时，可以在运动时将手指放在阴道内，如果感觉到收缩的力量，就表示做对了。

产后尿失禁经由骨盆肌肉收缩锻炼后，可在3个月内复原。若没有改善的话，应找妇产科或是泌尿科医师做进一步的检查及治疗。

产后贫血

有些新妈妈在生产完后，身体变得尤为虚弱并且出现面色苍白、全身乏力、食欲不振，总以为自己产后恢复不好，殊不知这都是贫血常见的症状表现。产后贫血无疑给新妈妈的健康带来极大的损害。那么，产后贫血由哪些因素造成的？产后贫血应如何调理呢？

产后贫血是怎么回事？

产后贫血一般有两方面的原因：一是妊娠期间就有贫血症状，但未能得到及时改善，分娩后不同程度的失血使贫血程度加重；二是妊娠期间孕妇的各项血液指标都很正常，产后贫血是由于分娩时出血过多造成的。

分娩不管是剖宫产还是顺产都会出血。大多数人的出血量在200~300毫升，能通过自身的代谢得以补充，一般不会出现严重的并发症。但也有一些产妇在分娩的过程中会出现出血比较多，甚至是大出血。此时，若加上饮食方面的偏食，如只吃素食，会引起更加隐匿性的贫血。

一般贫血严重的新妈妈，进行母乳喂养常使宝宝营养不良，抵抗力下降，进而引发宝宝腹泻及感染性疾病，影响宝宝体格及智力发育，对宝宝的身体健康尤为不利。

妈妈贫血，宝宝会贫血吗？

贫血不具有遗传性，妈妈贫血，宝宝不一定会贫血，但对纯母乳喂养的宝宝来说，妈妈贫血则会造成宝宝贫血。

母乳的消化吸收率虽然很高，但含铁量很低，100毫升母乳含铁量一般不超过0.5毫克，而100克配方乳含铁量可达到9毫克。因此，纯母乳喂养时间越长，儿童缺铁性贫血的可能性就越大。哺乳新妈妈本身就贫血，由于自身身体状况的原因，会使宝宝摄入的铁不足。同时，由于妈妈很难判断宝宝每次进食的量，如果宝宝长期没有吃饱，也可能造成贫血。

因此，妈妈们一定要根据自己的身体状况对宝宝进行喂养。

如何防治产后贫血？

产后贫血的发生，不仅会影响新妈妈自身的健康，还会损害宝宝的健康。因此，产后贫血要早发现，早防治。

○ **饮食补血很重要**

在没有病理性问题的情况下，可以考虑多吃一些补血的食物，如阿胶、大枣、枸杞、桂圆等比较温和的食物。

除此之外，在平时的饮食中，可以适当增加肉类的补充，尤其是红肉类，比如猪肉、牛肉，可以摄取到充足的铁。对于百姓常说的猪肝补血，的确有一定的依据，因为猪肝含有多种维生素与矿物质，能够调节和改善贫血。但需要提醒的是，猪肝的食用一定要适量，猪肝作为解毒的器官，本身含有很多复杂的毒性成分，所以不能天天吃，一个星期吃一次或两次对身体是没有问题的。

○ **适量补铁**

铁是构成血液中血红蛋白的主要成分，是人体造血的主要原料。世界卫生组织和联合国粮农组织推荐母乳喂养的产妇每天应摄入铁10~30毫克。人体可以直接吸收利用二价铁（亚铁），肉类、禽类、鱼类中的铁为二价铁，可以直接吸收利用，影响因素比较少。因此，新妈妈可以通过多吃鸭血、猪血、鸡肝、牛肉、鸽肉、黑木耳等食物来补铁。另外，维生素C可以促进铁的吸收，月子期新妈妈在补铁的同时可以多吃新鲜蔬果，以补充维生素C。

○ **必要时选择铁剂**

如果产后贫血较为严重，且通过饮食调节改善作用不明显，则可以在医生的指导下适量服用铁剂。

需要注意的问题是，一些食物会妨碍铁的吸收，如牛奶、茶、咖啡，以及含草酸或鞣酸高的菠菜、苋菜、鲜笋等食物，补铁期间均不宜食用，以免结合成不易溶解的盐类，妨碍铁元素的吸收。

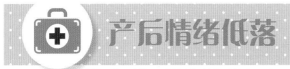

产后情绪低落

宝宝出生后，新妈妈角色的突然转换、夜以继日的哺乳任务、家人关注度的转移……很多因素致使新妈妈一时难以接受生活的重大转变，出现产后情绪低落。产后初期出现的情绪低落是正常的，新妈妈应积极进行自我调节，以尽早消除产后不良情绪。

♥ 无法排解的低落情绪

经历了小心翼翼的妊娠期，又挺过了分娩时的痛苦，宝宝的降生对于新妈妈来说，既有艰辛，但更多的是幸福、是喜悦。然而，在幸福的背后，不少新妈妈会出现莫名其妙的情绪问题，或者是精神状态发生很大的变化，主要表现为：烦躁、易怒、爱哭、小题大做、对什么都提不起兴趣或是失眠。这就是常说的产后情绪低落。

"产后情绪低落"指的是新妈妈在分娩后经常出现悲伤或烦躁的现象。实际上，80%的新妈妈都有过这种由心情极好突然跌落谷底的心理体验，这种心理变化与分娩后的2~4天体内荷尔蒙的改变有关，通常两周内会自行缓解，它也是产后恢复过程当中的一部分。因此，无论是新妈妈自己还是家人、朋友，都不要妄自给新妈妈贴上"产后抑郁症"的标签，更不要把这种产后情绪低落当"矫情"，应理解这种心理变化，并积极帮助改善不良情绪。

♥ 产后情绪低落是抑郁症吗？

新妈妈分娩后出现短期情绪低落是正常的，并不等于患上了产后抑郁。产后角色的转变、家人关注度的转移、照顾宝宝的负担等因素会使新妈妈有悲伤、烦躁的心理体验。但一般说来，产后低落情绪通常会随着体内激素水平恢复正常，而慢慢自行缓解。

如果情绪低落的状况迟迟没有好转，或持续两周以上并有加重的趋势，还伴有绝望、焦虑、负罪、孤独等感觉，严重时失去生活自理和照顾婴儿的能力，以及出现悲观绝望、自伤自杀等症状时，就应该引起注意，并积极进行心理干预治疗。

不过，产妇在经历分娩后，往往会出现一些生理性的躯体及精神方面的改变，例如睡眠障碍、疲乏感、注意力障碍、记忆力下降等现象，容易与产后抑郁相混淆，因此要注意甄别。

♥ 如何排解产后不良情绪？

情绪困扰，犹如一张网，将新妈妈困在其中。如何突破产后不良情绪的困扰？改善不良情绪，不仅需要新妈妈努力，也需要家人的支持。

○ **吃好睡好心情好**

新妈妈产后要积极与家人进行沟通，合理安排产后饮食，在保证乳汁分泌的前提下，尽量满足新妈妈口味、饮食偏好等要求，减轻新妈妈的心理负担。

新妈妈要尽量配合宝宝的作息时间，在宝宝睡觉时，抓紧时间睡一会儿。

○ **多种疗法改善低落情绪**

月子期，新妈妈要对自己的情绪有所觉察，一旦出现情绪低落的现象，应通过自我调适或在家人的帮助下积极调整，及早走出情绪的低谷。

◎ 新妈妈进行自我心理调适。放弃完美主义想法，不要迫使自己做所有事情，不要期望每件事都十全十美，在不感到疲惫的前提下尽力而为。

◎ 做适量的家务劳动和体育锻炼。这不仅能够转移注意力，还可以使体内自动产生快乐元素，使新妈妈的心情从内而外好起来。

◎ 及时释放不良情绪。情绪沮丧时，可借助一些方式排遣，如，和好朋友一起吃饭、聊天；和家人、朋友沟通，把自己的担心说出来，让别人帮助化解。

◎ 必要时寻求专业人员帮助。沮丧情绪持续存在或加重时，要尽快寻求专业人士的帮助，进行药物和心理方面的治疗和疏导，控制抑郁情绪的发展。

○ **爸爸的支持不可忽视**

丈夫是一个重要角色，他应多体谅妻子在产褥早期由于生理和心理上的改变而出现情绪异常，尽量避免在一些小事上与其争吵不休。

不要因为宝宝的到来而转移对妈妈的关注，要多陪伴新妈妈。同时，学习简单的护理宝宝的方法，每天和妻子一起享受育儿时光，即便是小事也要让她感觉到你们在一起。

如果是请你的母亲护理月子，务必做好平衡和安排，做好母亲和妻子之间沟通的桥梁，别让妻子难做是最好的爱护。

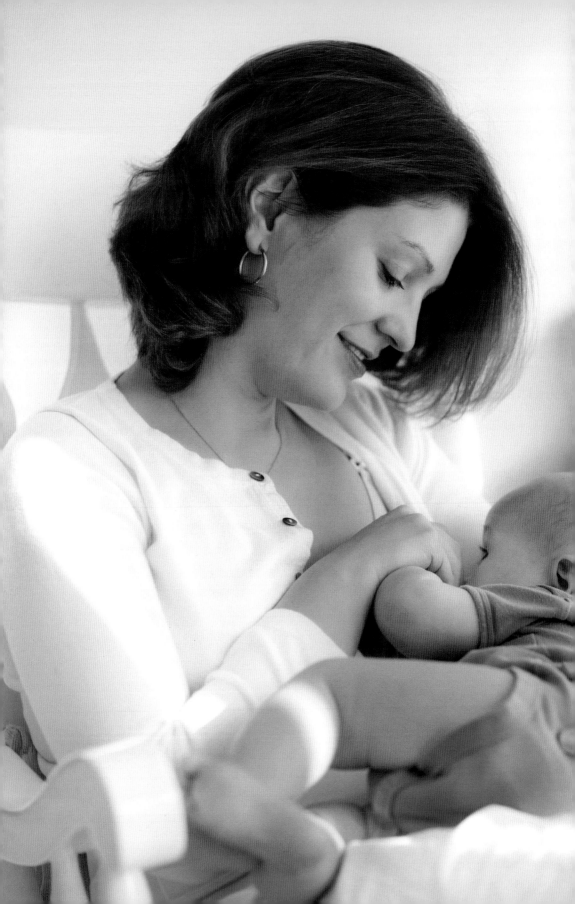

Chapter 5

老观念 + 新思想，科学喂养新生儿

有些老观念，如宝宝出生后先喂点糖水；早点给宝宝把尿，不仅可以训练宝宝排便，更重要的是宝宝会更干净；宝宝喜欢摇晃着睡觉……我们曾经深信不疑。然而，现代科学育儿理念则认为，这些都是错的。育儿之路，本就没有一成不变的规则，只有及时了解和掌握健康、科学的育儿方法，才有助于我们更理性、正确地照顾好新生儿。

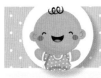

了解新生儿

第一次怀抱着自己的小宝宝时，心中除了幸福的喜悦，还有好多惊讶和难以置信：这幼嫩的小家伙有着那么多与自己想象中不一样的地方！而当你把小宝贝的身体情况了解清楚之后，就一定会和我们一起有这样释然的感叹：哦，小宝宝原来是这样的呀！

 新生儿的身体特征

刚出生的婴儿平均身长为50厘米，体重男婴重于女婴，四等身身体。新生儿的头发多少、头发颜色也有差异；新生儿的眼睛对光很敏感，常常眯着眼睛，只能看到红色；新生儿的鼻子大部分是扁平的，鼻孔小，对妈妈乳头的味道很敏感；新生儿的味觉会在出生2周后迅速发育；新生儿头上一块菱形的软软的部分为囟门，会随呼吸起伏。

新生儿的体格标准

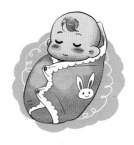

项目	出生时	满月时
体重	2.5~4千克	男婴约5.03千克，女婴约4.68千克
身长	47~53厘米	男婴约57.06厘米，女婴约56.17厘米
头围	33~34厘米	男婴约38.43厘米，女婴约37.56厘米
胸围	约32厘米	男婴约37.88厘米，女婴约37.12厘米

 新生儿特有的生理现象

宝宝在出生之前，在妈妈的子宫内生活，温暖的羊水包围着自己，出生后，慢慢适应外界的生活。在这一过程中，往往会伴随其特有的生理现象，这是正常的，妈妈不必担心。

- 头两三天眼睛有斜视
- "马牙"和"螳螂嘴"
- 乳腺肿胀，乳房少量泌乳
- 肚子凸出来
- 老攥着拳头
- 四肢蜷曲，伸不直

- 足底扁平，脚有内八
- 皮肤发黄或有红斑、脱皮等
- 身上有青灰色"胎记"
- 新生女宝宝有"假月经"
- 干哭无泪
- 面部表情会有怪相

- 呼吸时快时慢
- 有时会频繁打嗝
- 偶有"惊跳"反应，不自主地抖动下巴
- 会尿红色尿
- 出生2~4天内体重下降

新生儿与生俱来的能力

人们通常认为，刚出生的小宝宝除了会吃奶和睡觉，似乎再也没有什么可做的事情，更不要说掌握什么本领了。但经现代科学的研究证明：婴儿在刚一出生的时候，就已经具备了多达 73 种的潜在能力。他们不仅拥有看见亮光就会把头转向亮光、当乳头接触他的嘴唇时就吸吮等反应，新生儿还具有惊人的抓握、吞咽、踏步反射等能力。

新生儿的本能

声音定向	出生后的几分钟，新生儿的眼睛就能定向到发声方位，根据发声源定位，寻找他更喜欢的声音信息。
寻乳反射	寻乳反射是指用手指轻微碰触小宝宝的嘴角或者脸颊，宝宝的头就会转向受刺激的那一边，而且还会伸出舌头想要吸吮东西。如果将宝宝抱在妈妈怀中，宝宝就会自动寻找妈妈的乳头喝奶了。寻乳反射一般是在宝宝3~4个月时、宝宝眼睛可注视物体时会消失。
吸吮反射	吸吮反射是指把手指或妈妈的乳头放进小宝宝口中，不需要经过妈妈的教导，宝宝就会自动去含住东西并有规律地吸吮。宝宝做这样的反射动作，也会自主找寻乳头的位置，自动吸吮奶水，获取身体所需的营养。这个反射一般是在宝宝6个月后消失。
抓握反射	抓握反射是指用手指或其他物体碰触小宝宝手掌时，他会紧紧抓住数秒不放开。同样的刺激，脚趾和脚掌也会出现类似的反应。抓握反射可促进宝宝与大人间的互动。这个反应一般情况是在宝宝出生后的3个月就消失了，脚掌的抓握反射大概在出生后8个月消失。
惊吓反射	惊吓反射是指受到突然出现的声音或动作的刺激，例如将小宝宝头部稍微抬高然后突然放下，或突然发出较大的声音时，其四肢及手指会伸直并向外张开。该动作的目的是自我保护。惊吓反射大概在宝宝3~4个月龄时消失。
吞咽反射	吞咽反射是指所有小宝宝刚一出生就有吞咽能力，表现为他可以立刻吞咽乳汁以补充体力。
踏步反射	踏步反射是指当爸爸妈妈用手撑在宝宝腋下使之处于直立状态，并让宝宝的脚接触地板、身体轻微前倾，此时，宝宝就会有双脚左右交互行走的动作，就好像走路一般。原始步行的反射动作，约在宝宝2个月大后就会逐渐消失。

老观念 + 新思想，科学哺喂新生儿

宝宝出生后，新妈妈通过对新生儿合理的喂养，可以促进新生儿更快地成长发育，很好地避免新生儿疾病的发病率。但是，怎样喂养才是科学的喂养，才可以更加有利于新生儿的健康呢？下面就是新生儿科学喂养的相关知识介绍，一起来了解了解吧。

老观念 吃是宝宝的头等大事

宝宝出生后，除了对他日常生活方面的护理外，喂养工作是重中之重。无论是选择母乳还是配方乳，新妈妈要时刻关注宝宝的营养需求，为他的健康成长补充足够的能量。

● 母乳喂养更好

母乳是新生宝宝成长最自然、最安全、最完整的天然食物。母乳中约50%的脂肪，除了能供给宝宝身体热量之外，还能满足宝宝脑部发育的需要；蛋白质与矿物质含量虽不如配方乳，却能调和成利于宝宝吸收的比例，使宝宝在得到营养的同时，不会增加消化和排泄的负担；丰富的钙和磷可以使宝宝长得又高又壮；免疫球蛋白可以有效预防及保护婴儿免于感染及慢性病的发生；比非得因子和寡糖可以抑制肠道病菌增生和帮助消化；母乳中还含有丰富的水分，因此，母乳喂养的新生儿一般不需要额外补充水分。除此之外，哺喂母乳的亲密接触和亲子关系可以对宝宝的脑部及心智发育产生良性刺激，有益身心健康。

值得一提的是，新妈妈产后2~3天内所分泌的乳汁叫作初乳，新生儿的免疫功能低下，易感染疾病，初乳中所含有的维生素D，能有效预防新生儿早期佝偻病；初乳的维生素E含量是成熟乳的3倍，能预防新生儿贫血；丰富的免疫性球蛋白，能抑制新生儿消化道中的大肠杆菌等；初乳中还含有大量的活的白细胞，是成熟乳的250倍，具有极强的杀菌能力。

对于新妈妈来说，产后应尽早让宝宝吸母乳，有利于开奶和哺喂初乳，对于新妈妈自身而言，也有助于产后恢复和预防多种乳腺疾病。

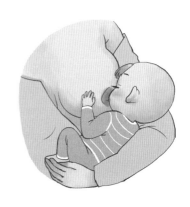

● 新生儿宜按需喂养 --

新生宝宝的胃很小，出生时，虽然吞咽功能已发育完善，但是其消化道面积相对较大，肌层也较薄；满月后，宝宝的消化系统会进一步发育完善，包括口腔、食管、胃肠、肝胆等。在给新生宝宝喂奶时，妈妈需要注意一些细节，例如按需哺乳。

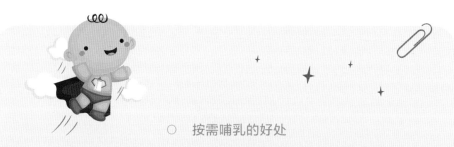

○　按需哺乳的好处

按需哺乳一方面可以促进妈妈乳汁分泌的增加，通过宝宝频繁吸吮乳头，反射性地刺激催乳素的分泌，同时有利于乳房及时排空，促进乳汁再次生成；另一方面，母乳中含有很多消化酶，使得母乳消化快、易吸收，一般2~3小时就会从宝宝的胃中排空了，这样有利于及时满足宝宝的营养需求，使新生儿体重增长快，身高增长也快。

另外，按需哺乳还可以增加母子感情，使哺乳妈妈在情绪上得到满足，心灵上得到安慰，同时也增强了宝宝对妈妈的依赖和感情。

○　按需哺乳这样做

新生儿的胃容量很小，只能装下几克奶水，如果孩子饿了，妈妈应随时给他喂奶，而不是严格按照哺乳时间的间隔来哺乳，即按需不定时哺乳。特别是睡着的孩子苏醒后，常常手脚活跃，会边转头边吮吸手指，这就是饥饿的信号。

新生儿一般一天需要喂8~12次奶，每次喂20~30分钟，间隔1~3小时喂一次。不同的孩子次数有所差异，但不应少于8次。否则，会使母乳的分泌量减少，加重母乳喂养的困难。有时候为了达到这个次数，甚至需要唤醒还在熟睡中的新生儿。宝宝出生后的前2周，可以一天喂15次，每次喂奶时间在10分钟左右。出生后3个月，哺乳间隔的时间会延长，可以在既定的时间有规律地哺乳了。

当个好父母并不容易，喂养新生儿除了满足其基本的生理需求外，更重要的是要科学喂养、合理喂养，才能让宝宝更好地成长。

● 分娩后半小时即可开奶 --

宝宝出生后，新妈妈还没有从生产的疲倦中修复过来，就要考虑喂奶问题。什么时候开始喂？专家认为，分娩后半小时是开奶的黄金时间。

乳汁的产生是由神经系统和激素调节控制的，需要宝宝的吸吮使乳头神经末梢受到刺激，通知大脑快速分泌催乳素，从而使乳汁大量泌出。宝宝出生后半小时左右，吮吸能力最强，如果这个时候让宝宝贴在母亲的胸口，吮吸乳头，可以使乳腺通畅，刺激新妈妈乳汁分娩。尽早开奶，还有促进宝宝排出胎便、新妈妈子宫恢复等好处。

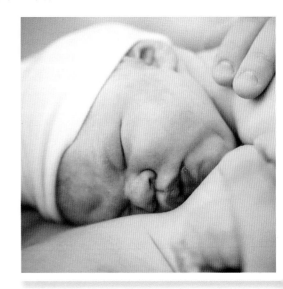

刚开始的乳汁尽管量少，也足够新生宝宝的需要，不要因为宝宝的哭闹，就顺手拿起奶瓶喂他，这样会影响泌乳反射的形成。宝宝吮吮乳房次数多了，乳汁分泌自然就会多起来。

● 宝宝生理性吐奶溢奶是正常现象 --------------------------------------

生理性吐奶是新生儿正常的生理现象，由于宝宝的胃很小，且呈水平位，从正面看是横躺着的，连接食管处的贲门较宽，关闭作用相比成人差，而连接小肠处的幽门又比较紧，不利通气。宝宝吃奶时如果吸入了空气，吃好后空气往上升时，就会引起宝宝吐奶或溢奶。

溢奶是指食管或胃之内容物不由自主地被逆流到口腔外的情况，可能只是小宝宝打了一个嗝，从而致使少量奶液从嘴角溢出而已。

若宝宝喝完奶一段时间后，宝宝的胃部出现反复收缩，进而从嘴巴喷出如小喷泉似的奶水，叫吐奶。

一般来说，如果吐奶或溢奶仅是偶尔发生，吐后精神依然很好，不哭闹，没有痛苦的表情，这种现象会随着宝宝逐渐长大，将会有明显改善。

为了减少宝宝吐奶的发生，新妈妈在哺喂宝宝时可以通过以下措施加以改善：

◎ 防止吃奶时吸入空气。在喂奶时，要让孩子的嘴裹住乳晕，不要留有空隙，以防空气乘虚而入。用奶瓶喂时，还应让奶汁完全充满乳头，不要怕奶太冲而只到乳头的一半，这样就容易吸进空气。

◎ 喂完奶后，抱起和放下宝宝时动作要轻，不可用力摇晃。

◎ 在每次喂奶后把宝宝竖起来放在肩上，轻轻拍打后背 5 分钟以上，是帮助孩子拍嗝的基本方法。如果孩子还是不能打嗝的话，也可以试试用手掌按摩孩子的后背。

◎ 新生儿吃完奶之后，如果要放在床上睡，最好让其侧卧位，以免溢奶时奶水呛到肺里。

区分生理性和病理性吐奶

	生理性吐奶	病理性吐奶
好发对象	通常发生在 4 个月前，尤其是新生儿	会发生在任何月龄、患某种疾病的宝宝身上
吐奶表现	吃完后吐出来少量奶液，或者打了个嗝带出来一口奶，一般量不多，表现为溢出或轻吐	吐奶时呈喷射状
奶液性状	吐出来的奶还是原状液体	一般要把胃里的奶吐光，还会吐出胃液。如果是喂奶间隔很长时间了，会吐出来带奶块、有酸味的半消化奶液
吐完后表现	吐完后没有痛苦表情，甚至更愉快	除吐奶外还伴随着其他身体不适的症状

● 奶水不足，可混合喂养 --------------------------------

给宝宝喂奶，如何判断奶水是否够宝宝吃？什么情况说明奶水不足呢？一般来说，新妈妈可以通过下面五点加以判断。

→ 哺乳后自我感觉乳房空空。

→ 宝贝吃奶时间长，用力吸吮却听不到连续的吞咽声，有时会突然放松乳头大哭不已。

→ 宝贝睡不沉，吃过奶后不久又哭闹，来回转头找乳头。

→ 宝贝大小便次数少，且量也少。

→ 宝贝体重不增或增长缓慢。

新妈妈如果有以上情况中的一种，则说明奶水不足，可增加哺喂的次数，24 小时之内喂 12 次以上。喂完一侧乳房，如果宝贝哭闹，不要急着给配方乳，而是换一边继续喂。一次喂奶可以更换乳房数次，也有助于乳汁的分泌。最为重要的是，新妈妈一定要有坚定哺乳的信心，相信自己，放松心情，保证乳汁顺利分泌。

如果通过催乳和以上方法努力后，奶水仍无法满足宝宝需求，可考虑适量添加配方乳喂养。一般而言，应先喂母乳，母乳不足的情况下再另外加一顿奶粉。

● 配方乳喂养，首先关注配方乳

母乳是宝宝最理想的食物，但在某些情况下，妈妈不得不选择配方乳来补充或替代母乳。配方乳是为了补充母乳量的不足而产生的，不是为了弥补质的不足。宝宝是否需要使用配方乳，需要考虑以下几种情况。

需要使用配方乳的情况：

→ 母乳不足

→ 母乳喂养期间婴儿体重增长缓慢

→ 母亲不愿进行母乳喂养

→ 母亲存在母乳喂养禁忌证

→ 婴儿先天性代谢疾患

确定用配方乳喂养，那奶粉的选择就成了多数父母首要关心的事情。国产还是进口？是否安全？需要强调某些营养素吗？是否适合自家宝宝？……想必多数父母在这些问题上都有自己的考虑，但不论如何，选择质量可靠，且适合宝宝的配方乳才是最重要的。

一般而言，市售的正规品牌的奶粉，基本含有宝宝所需的营养，主要区别在于配方。

市场上配方乳大都接近于母乳成分，只是在个别成分和数量上有所不同。母乳中的蛋白质有 27% 是 α–乳清蛋白，而配方乳中 α–乳清蛋白仅占全部蛋白质 4%。α–乳清蛋白能提供最接近母乳的氨基酸组合，提高蛋白质的生物利用度，降低蛋白质总量，从而有效减轻肾脏负担。同时，α–乳清蛋白还含有调节睡眠的神经递质，有助于婴儿睡眠，促进大脑发育的作用。因此，要首选 α–乳清蛋白含量较接近母乳的配方乳。

另外，部分奶粉有特殊配方，如添加 DHA、OPO、乳铁蛋白、叶黄素、牛磺酸等，新妈妈在选择时要针对宝宝需求做机能性选择。对于奶粉中所添加的特殊配方，也应有临床实验证明或报告才能选购。

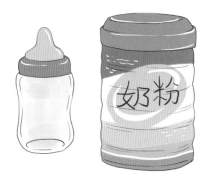

● 宝宝出生2周后要补维生素D

维生素 D 其实是类固醇激素类物质，又称抗佝偻病维生素。在阳光照射下，维生素 D 可以在体内由胆固醇转化合成，所以有着"阳光维生素"的美誉。维生素 D 与甲状旁腺共同维持小儿血钙的水平稳定，对正常骨骼的钙化、肌肉收缩、神经传导以及体内所有细胞的功能都是必需的，同时维生素 D 还具有免疫调节功能，对宝宝健康的影响不容忽视。

母乳中维生素D的含量很低，初乳每升的维生素D含量约为16.9国际单位，成熟乳中平均每升母乳含维生素D约26国际单位。尤其在北方寒冷的季节和南方的梅雨季节，由于新生儿户外活动少，不能进行日光浴，又不能通过妈妈大量口服维生素D来达到宝宝对维生素D的需求，所以单纯依靠母乳喂养不能满足孩子发育所需要的维生素D，容易发生维生素D缺乏佝偻病。

纯母乳喂养的新生儿可于出生 1~2 周后开始每天补充 400~800 国际单位的维生素 D。早产儿要加至每天 600~800 国际单位。

人工喂养儿，所用的配方乳中都含有维生素 D，孩子从配方乳中获得的维生素 D 基本可以满足每天的生理需要量，如果孩子的饮食不合理或者光照的时间不够，就需要额外补充维生素 D 不足的部分。

新妈妈可以根据宝宝的营养需求，在医生的建议下选择鱼肝油或纯维生素 D 滴剂给宝宝补充。

● 给宝宝喂水，视情况而定

一般而言，宝宝在 6 个月以内是不需要额外补充水分的。母乳和配方乳中的水分基本能满足6个月内宝宝的需求，其中，母乳中含水量高达 90%~95%，对于配方乳，水和奶粉 7:3 的比例是常见的。这样的建议也不是绝对的，毕竟每个宝宝生理特点不同，宝宝需不需要额外补充水分，妈妈还可以通过宝宝的尿液判断。水分充足的宝宝一天会尿 6~8 次，颜色清澈透明，否则宝宝就有可能缺水了。在喝奶后，给宝宝适量喂点温水，清洁口腔也是可行的，没必要严格到一口水也不沾。

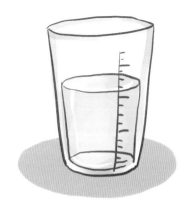

如何喂养新生儿，持有老观念的长辈和接受新思想的年轻父母之间，难免会有一些分歧。遇到分歧，到底是顺从长辈的经验，还是坚持新思想，不妨听听专家的意见再说。

初乳是不能吃的 PK 初乳更珍贵

老观念： 初乳颜色偏黄，且较为黏稠，看起来脏脏的，可能还有胎毒，不能喂宝宝。

新思想： 初乳营养珍贵，对建立宝宝免疫体系作用更大，给宝宝喂初乳很有必要。

专家观点

初乳富含蛋白质、脂肪、乳糖、矿物质，同时还含有大量的分泌型免疫球蛋白，比其他时间的母乳抗病能力更强，对新生儿发育和抗感染十分重要。因此，建议新妈妈"早开奶"，也就是越早喂奶越好。

喂奶前先喂"开口茶" PK 宝宝出生后应先喝母乳

老观念： 宝宝出生后喂点"开口茶"，可帮助他祛胎毒。

新思想： 是药三分毒，宝宝身体娇弱，不宜喝这些，还是先喝母乳比较适合。

专家观点

新生儿不宜服"开口茶"。开口茶是大黄、甘草分别煎汤后的水，大黄味苦、性寒，有导泻的功效，会伤及宝贝的胃肠黏膜。而新妈妈的初乳微黄、较稀薄，似茶水，但营养丰富，含多种抗体，千万不可浪费。

乳房小，奶水少 PK 乳房大小与奶水多少不成正比

老观念： 乳房大，能产更多奶，相反，如果新妈妈乳房小，奶水自然也会少。

新思想： 乳房大小与奶水的多少并没有直接的关系，有的妈妈乳房小，奶水同样很多。

专家观点

乳房大小跟奶水多少无关。奶水的多少主要取决于乳腺的结构和数量、吸吮刺激和新妈妈的情绪等。新妈妈在孕期乳房有明显增大的现象，就说明乳腺正常。只要宝宝勤吮吸，就不会缺奶。

乳房不胀就是没有奶水 PK 乳房的胀感与泌乳量无关

老观念： 奶水多，胀奶的感觉会比较明显，要是产后总是没有胀奶感，可能是奶水不足。

新思想： 没有胀奶的感觉，但宝宝看起来吃饱了，乳房的胀感与泌乳量无关。

专家观点

产后第一天，很多新妈妈都不会有胀奶的感觉，但如果用手挤压乳头可以看到奶水溢出来，这就说明泌乳正常，可以哺乳。只要喂奶时听得见宝宝的吞咽声，就说明宝宝能够吃到奶水。如果从一开始就坚持母乳喂养，新妈妈的奶水不时被宝宝喝掉，就更不会有胀奶感。

宝宝吃母乳更好 PK 哺乳会让胸部变形

老观念： 新生宝宝吃母乳不仅日后身体好，且妈妈喂养起来更方便，还能省不少钱。

新思想： 有的妈妈认为喂完奶之后，胸部会严重变形、下垂，为了日后的美丽，我还是不愿意哺乳。

专家观点

母乳喂养，可为宝宝提供更全面的营养，产后正确的母乳喂养不仅不会让乳房变形，相反，还能有效助力新妈妈的产后恢复，预防乳腺疾病的发生。让哺乳妈妈胸部变形的因素可能是体内荷尔蒙的变化、文胸佩戴不正确、喂养姿势不正确、两侧乳房哺乳次数不均等。

奶水清，没营养 PK 前奶清，但也是宝宝必需的

老观念： 奶水像淘米水一样清亮，说明没营养，宝宝吃这样的奶水不会长得好。

新思想： 前奶的确看起来比较清亮，那是因为含水量较多，但是其中的营养物质也是宝宝成长所需的。

专家观点

"前奶"即喂奶时先吸出来的奶，外观较稀薄，富含水分、蛋白质和丰富的抗体。宝宝吃一阵子后，就能吃到外观色白且比较浓稠，富含脂肪、乳糖和其他营养素的"后奶"了。事实上，看不见的"后奶"都被宝宝吃到小肚子里去了，所以，别被稀稀的前奶误导。

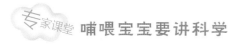

怎样科学喂养新生儿，这是备受新手爸妈关注的问题。为了给孩子更科学的爱，不妨听取专家的喂养建议。

● 不要轻易放弃母乳喂养 ------------------------------

从母婴健康、营养价值和经济角度考虑，母乳是孩子的第一选择，这个已经是共识。

母乳喂养不尽满意的原因包括，妈妈自身的原因、宝宝的身体接受度、宝宝的进食规律和喂养方式。不要遇到孩子长得慢，或者任何问题都归结为妈妈的原因。妈妈本身的健康和乳汁的多少及营养并不是孩子是否长得好的决定因素，还取决于孩子进食的规律和喂养方式。新妈妈应正确看待这些问题，不是因为病理原因而实在不能哺乳，建议新妈妈坚持母乳喂养。

● 不要给刚洗完澡的宝宝喂奶 ------------------------------

宝宝洗澡后，外周血管会扩张，内脏血液供应相对减少，如果立刻喂奶，会使血液马上向胃肠道转移，皮肤血液减少，皮肤温度下降，消化道也不能有充足的血液供应，会因此影响消化功能，最好洗澡后等10分钟再喂。

● 不要用开水冲调配方乳 ------------------------------

冲调配方乳不仅要考虑用什么水，还要考虑什么温度最好，因为这会直接影响到配方乳的营养。

如果用开水冲调，过高的水温一是会使奶粉结块，无法充分溶解；二是会使奶粉中的乳清蛋白产生凝块，影响消化吸收。另外，某些对热不稳定的维生素、免疫活性物质(如含双歧杆菌)等很容易因此遭到破坏，营养价值"大打折扣"。

不同品牌的配方乳有不同的配比说明，但一般来说都是用40℃~60℃的温水冲较好。这个温度不仅有利于加快化学反应的速度，促使糖、奶粉等在液体里的溶解，调出比较均匀的溶液，且能保证奶粉里的营养物质不被破坏。

● 不要在冲配方乳时加入任何东西 ------------------------------

有些人认为孩子生病药很难喂，不如将药加入配方奶中喂。这种喂法是不科学的。药与配方奶同服，会影响人体对药物的吸收，影响药物的疗效。有些药物还会与配方奶发生化学反应，不仅会降低药效，还很可能对身体造成危害。所以，在服药前后各1~2小时内最好不要喝配方奶，更不要将药加入配方奶中。此外，盐、糖、果汁、米汤都不宜在配方乳中喂食宝宝。

● 喂奶后要给宝宝拍拍嗝 --------

新妈妈在哺乳后，应先将宝宝竖起，轻拍后背，待他打嗝后让宝宝向右边侧卧一会儿，然后再改为仰卧，这样可以有效防止宝宝发生溢奶，甚至窒息。

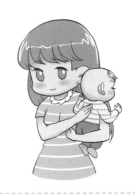

● 及时了解新生儿营养状况 ---

新生儿的身体发育需要多种营养素的维持，但由于他们只能通过奶摄取营养物质。因此，关注新生儿的营养状况至关重要。

观察体重 新生儿体重，是宝宝营养状况和妈妈的乳汁是否充足的直接判断标准。一般来说，新生儿出生后如果喂养合适、生长发育正常，新生儿的体重在第一个月应增长 600 克以上。如果在满月时还没有达到这个标准，就应检查喂奶量是否充足，或者因为其他疾病影响了对营养的吸收。需要注意的是，在宝宝出生后的前几天，会有生理性体重下降的特殊情况，在观察新生儿的体重情况时应加以考虑。

观察外表和精神状态 如果宝宝小脸红润，头发浓密，皮肤细腻有质感，嘴唇、眼皮的内面以及指甲呈淡红色，吃奶的状态佳，睡眠状况良好，每次睡醒后眼睛灵活有神，活泼好动，不会无故哭闹，那就说明他的营养足够。

其他指标 营养状况良好的宝宝皮下脂肪比较丰满，营养状况不良者则会表现出肋骨显露、腹部凹陷、尖下巴，有抬头纹，哭声微弱，四肢无力，有的还会出现水肿。

● 这些情况不宜给宝宝哺乳 ---

母乳喂养好处多，但也有诸多讲究。如果出现以下情况，则新妈妈不宜给宝宝哺乳或应暂停哺乳。

· 妈妈处于各种传染病的急性传染期，如急性肝炎、活动期肺结核等
· 妈妈为心脑血管疾病且合并严重功能障碍者
· 妈妈是严重肾功能不全患者
· 妈妈为精神病、先天代谢性疾病患者

· 妈妈患病需用有害于婴儿的药物治疗时，如抗癌药等
· 妈妈孕期或产后有严重并发症需进行抢救时，应暂停或延迟哺乳
· 新生儿患有先天性畸形者，如唇腭裂
· 早产儿吸吮困难者，可

暂停吮吸，将母乳以胃管、滴管或小勺喂养
· 先天性代谢性疾病的患儿，如苯丙酮尿症、枫糖尿症和半乳糖血症，须在医生指导下选择乳类以外的营养品

老观念＋新思想，科学护理新生儿

新生儿身体娇嫩，不少年轻父母只是偶尔偷懒没有勤换尿片，宝宝的屁屁就出了疹子；洗澡时尽管小心翼翼还是不小心划伤了宝宝的皮肤；一不小心，脐带还发了炎……不得不直呼，生儿容易养儿难！别着急，来跟专家学习科学护理新生儿的秘诀吧！

 新生儿护理无小事

尽管老观念总是被大家所批判，但不可否认，老观念的育儿经验里精华与糟粕同在，科学与迷信并存，其中很多说法是长期实践总结出来的，很实用，我们还是可以遵循的。

● **要给宝宝包襁褓** - - - - - - - - - - - - - - -

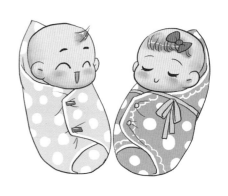

襁褓就是用包被或毯子把新生儿宝宝舒适地包裹起来，这会让他感到既暖和又安全。在月子期，给宝宝包襁褓能避免宝宝被自己的惊吓反射干扰，甚至有助于宝宝在出生后几天内保持暖和舒适，直到他体内的自动调节机能开始正常发挥作用。最重要的是，这种方式能帮助宝宝变得更平静。

● **母婴同室，让宝宝睡摇篮** - - - - - - -

母婴同室是婴儿产出后将母亲和新生婴儿24小时安置在一个房间里。母婴同室，可提高母乳喂养率、提高护理质量、促进宝宝身体和智力的发育。同时，为减轻新妈妈护理负担和保证宝宝睡眠，一般建议让宝宝睡摇篮。但也要注意，不宜让孩子总睡在摇篮里。这是因为新生儿脊柱柔软，而摇篮的硬度不够，常睡摇篮会使脊柱变形。

● **不要随意按压宝宝的头** - - - - - - - - -

由于新生儿颅骨尚未发育完全，骨与骨之间存在缝隙，并在头的顶部和枕后部形成两个没有骨头覆盖的区域，分别称为前囟门和后囟门。前囟门呈菱形，较其他部分略凹陷、柔软，摸上去有轻微的搏动。知道了新生儿这个特点，就要求父母或亲人不能随意抚摸、按压新生儿的头，否则有可能会对大脑造成损伤。

● 不要捏宝宝的脸蛋 ---

　　许多父母在给孩子喂药时，由于孩子不愿吃而用手捏嘴；有时父母在逗孩子玩时，也喜欢在宝宝的脸蛋上拧捏，这样做是不对的。宝宝的腮腺和腮腺管一次又一次地受到挤伤会造成流口水、口腔黏膜炎等疾病。

新思想　新生儿护理有诀窍

　　新生儿护理的要点有哪些？如何做？别急，新思想教给新手爸妈一些护理诀窍，让您科学又从容地照顾宝宝健康成长！

● 宝宝护肤，每天都不可少 ---

　　宝宝出生后皮肤尚未完全发育，肤质还无法自我实现酸碱平衡。同时，宝宝的很多皮肤问题都是因为过于干燥引起的，妈妈要为宝宝做好保湿的工作。每次洗澡过后可为宝宝全身涂抹一遍婴儿油，以防止皮肤水分的流失。此外，若是室内开了空调，则最好在房内再添置一台加湿器，以增加房间的湿度。

● 保证新生儿的睡眠时间 ---

　　新生儿每天睡21~22小时，觉醒时间2~3小时，即除了吃奶、哭、排便外，基本上处于睡眠状态，睡眠时间占全天的90%。尽管新生儿睡眠时间较长，但也存在睡眠浅，易惊醒，白天睡得多、晚上难以入睡等情况。作为父母，要了解新生儿正常睡眠的节律，不可强制性把宝宝弄醒。

● 被动操，对宝宝发育有利 ------

　　帮助新生儿进行运动训练，不仅能促进消化吸收和骨骼肌肉的生长，还有助于刺激宝宝的大脑发育。新妈妈可以在儿科医生的指导下给宝宝做被动操。

　　扩胸运动：用手分别握住宝宝的双手，让宝宝抓住妈妈的大拇指，将宝宝的双臂屈曲至胸前，再缓慢打开伸于身体两侧，动作重复4次。刚开始运动时，宝宝的手臂可能很紧，妈妈可轻轻将宝宝双臂伸展开，上下活动几下。

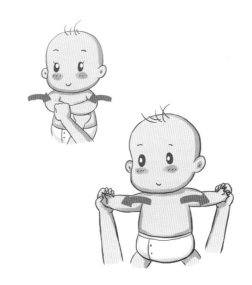

在科技落后、资讯闭塞的年代，老年人的育儿经验往往是年轻人养育后代的唯一指南。现如今不少年轻人会发现，老一辈的育儿经验往往与现代育儿理念存在较大的分歧。这边是"不听老人言，吃亏在眼前"的警告，那厢是"育儿习俗陷阱多，要相信科学"的提醒，新妈妈究竟该听谁的？请看看专家怎么说。

没必要给宝宝经常洗澡 PK 经常洗澡才干净

老观念：新生宝宝基本上没怎么活动，且整天都在洗屁屁，身上干净得很，没必要经常洗澡，以免着凉。

新思想：宝宝看起来很干净，但新陈代新很快，经常洗澡可以帮助宝宝保持皮肤的卫生，减少患皮肤病的机会。

专家观点

新生宝宝皮肤柔嫩，防御能力差，新陈代谢旺盛，如不经常洗澡，汗液及其他排泄物蓄积会刺激皮肤，容易发生皮肤感染，故应经常洗澡。新生宝宝出生后第二天即可洗澡，有条件的最好每天或隔天洗一次澡。但洗澡时要注意室温和水温，并做好相应的保暖措施，以防宝宝受凉。

给宝宝戴手套以防抓伤 PK 戴手套不利于宝宝手指发育

老观念：新生宝宝指甲比较长，且不太适合剪掉，给宝宝戴上手套，不仅可以保暖，还能防止他抓伤自己。

新思想：戴手套会束缚宝宝手部活动，不利于手指的发育。

专家观点

给宝宝戴手套看上去很好，但从宝宝发育的角度来看，这种做法却直接束缚了孩子的双手，使手指活动受到限制。如果手套比较粗糙，婴儿会感到很不舒服。毛巾手套或用其他棉织品做的手套，如果里面的线头脱落，很容易缠绕住孩子的手指，影响手指局部血液循环，如果发现不及时，极有可能引起手指坏死而造成严重后果。如果担心宝宝抓伤自己，不妨给宝宝勤剪指甲吧。

"蜡烛包"能预防"罗圈腿" PK 不能包裹孩子

老观念：给孩子包"蜡烛包"可以固定孩子的腿形，预防"罗圈腿"。

新思想：新生儿生长发育很快，包裹太紧不利于宝宝活动和发育，如果不注意还可能导致宝宝出现意外。

专家观点

　　传统的"蜡烛包"严重地束缚了宝宝的肢体，影响其发育，包裹太紧还容易引起宝宝呼吸不畅，不易散寒，出现热疹、湿疹等皮肤病。在气温低的冬季，可以给新生儿包襁褓或用睡袋，能帮助宝宝保暖。

家有宝宝，说话要小声点 PK 正常作息对宝宝更好

老观念：新生宝宝睡眠较浅，对声音也较为敏感，宝宝在家时家人要小声说话，尤其是在他睡觉时。

新思想：宝宝没有大人想象中的脆弱，接受外界声音也是他适应新环境的一部分，保持正常的作息对宝宝熟悉日后的生活也有好处。

专家观点

　　听觉的刺激是宝宝感官发展中非常重要的一部分，充足的自然声音的刺激是每个宝宝健康发育必不可少的部分。胎儿在妈妈的子宫里其实比外界环境更为嘈杂，因此不必担心正常的说话声音会影响宝宝的休息。只要在宝宝睡觉时不突然弄出尖锐的声音即可。

宝宝喜欢被摇晃入睡 PK 摇晃会使宝宝大脑损伤

老观念：把小宝宝抱在怀里摇一摇，他就睡了，这是一直以来的习惯，也没见什么危害，宝宝也喜欢这样。

新思想：新生儿脑部发育还未稳定，摇晃可能会造成宝宝脑部出血，损伤大脑。

专家观点

　　由于婴儿脑部发育仍未稳固，当受到碰撞和强力摇晃时，脑部组织都容易受到撞击，而出现血管撕裂，及脑神经纤维受损。爸爸妈妈在哄睡宝宝时，要避免猛烈的摇晃和举抱小宝宝。

宝宝含着乳头睡得更快 PK 含着乳头对母子都不好

老观念：宝宝比较依赖妈妈，如果他含着乳头能更快入睡，就让他含着吧，对新妈妈和宝宝都好。

新思想：含着乳头入睡，宝宝睡不安稳，时间久了妈妈更累，还有可能损伤乳头。

专家观点

新妈妈乳头皮肤娇嫩、干燥，每天要经受10多次婴儿潮湿的口腔吸吮，如此频繁的浸泡和口腔的摩擦易造成乳头皮肤破裂。同时，长期含着乳头睡觉，会影响上下颌骨的发育，使嘴变形，还有可能引起宝宝意外窒息。从哺乳开始，新妈妈就应该有意识地避免奶睡的习惯，在宝宝睡着后慢慢把乳头抽离。

床头挂玩具，会使宝宝患"斗鸡眼" PK 玩具可激发好奇心

老观念：给宝宝小床上挂上玩具、床铃，宝宝总是努力盯着玩具看，时间久了容易成"斗鸡眼"。

新思想：色彩鲜艳的玩具可以吸引宝宝的注意力，也对他的视力发育有好处，更能激发他的好奇心。

专家观点

婴儿在出生最初几个月内，调节眼球活动的一些肌肉发育还不完善，双眼的共同协调运动能力较差，而婴儿喜欢用深沉和目不转睛地凝视来观察周围事物或与父母亲人交流。当宝宝长期盯着一个方向看时，极其容易成为"斗鸡眼"或是弱视。

睡枕头有助于睡出好头型 PK 新生儿不能睡枕头

老观念：宝宝的好头型都是睡出来的，给新生儿准备一个枕头，可以帮助他睡得更好。

新思想：新生儿脊柱还没有发育好，过早睡枕头对身体不利，头型的好坏都是天生的，不需要刻意调整。

专家观点

　　新生儿一般不需要使用枕头，婴儿长到三四个月时，其颈椎开始向前弯曲，这时睡觉时可枕 1 厘米高的枕头；七八个月学坐时，婴儿胸椎开始向后弯曲，肩也发育增宽，这时孩子睡觉时应枕 3 厘米高的枕头。

宝宝更喜欢抱睡 PK 抱睡对宝宝健康不利

老观念：新生儿胆子小，抱在怀里睡觉更有安全感。

新思想：习惯是逐渐养成的，抱睡对宝宝脊椎发育并无好处。

专家观点

　　抱睡不仅会让宝宝睡得不深，身体蜷曲在妈妈的怀中，无法自由舒展，全身肌肉得不到休息，从而影响到睡眠质量；长时间的抱睡会让宝宝养成不抱不睡的坏习惯，影响正常的身体发育。新妈妈可尝试一些改善抱睡的技巧，如果都无效应考虑宝宝是不是有肠绞痛等生理问题。不管怎样，都应该尽量帮宝宝养成睡小床的习惯。

把屎把尿，宝宝更干净 PK 把屎把尿危害大

　　老观念：宝宝出生后就给宝宝把屎把尿，让他养成好习惯，这样还可以省去很多洗脏尿布的事情。

　　新思想：宝宝在一岁半之前没有排便意识的，家长不必要过早干预，让宝宝自然成长更好。

专家观点

　　宝宝独立大小便涉及感知能力、肌肉控制能力、语言表达能力、手眼配合等能力的发展。正常情况下，宝宝3岁左右白天可以自行大小便，夜晚可能要延迟到5岁左右。有些孩子青春期结束前都可能偶尔还有夜晚尿床的现象。把屎把尿不仅干扰和破坏了宝宝的正常生理发育，严重的还可能影响宝宝心理的健康发育。

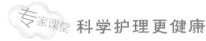

科学护理更健康

护理新生儿绝非易事，新妈妈"新手上路"当然疑问多多，与其自己纠结是在"老观念"中还是在"新思想"中摸索着育儿，还不如跟着专家活动起手脚，学习科学护理新生儿的技巧，让新妈妈在育儿的路上提前变"老手"！

● 新生儿脐带护理要格外小心 --

一般情况下，宝宝的脐带被剪断之后颜色会逐渐的变黑，伤口也在慢慢地愈合。大概在1~2周内，脐带就会自然脱落。在给宝宝护理脐带的时候，妈妈要遵循以下原则：

观察脐带是否出血 宝宝出生后脐带被结扎的24小时候内，家长要仔细观察脐带是否有出血现象，如果脐带的纱布上没有血或者仅有少量血渍则不必惊慌，如果纱布被染红了则需要及时通知医生重新包扎。

不要让脐带沾水 脐带没有脱落之前，给宝宝洗澡的时候避免让宝宝脐部沾到水，如果不小心把宝宝脐带的部位弄湿，要及时用干净的棉签把水分吸干，然后再进行脐带护理。

每天给脐带消毒 给宝宝洗澡之后，要用棉签蘸取浓度75%的酒精给宝宝消毒，消毒的时候棉签最好沿着脐带底部旋转，轻轻擦拭。

不要摩擦到宝宝的脐带 在脐带伤口还没有复原的时候，给宝宝穿衣服和换尿片时要特别注意，不要摩擦到宝宝的脐带，最好把尿片穿在宝宝肚脐眼的下面，避免因摩擦出现红肿发炎的状况。

● 不要随便给新生儿掏耳朵 --

新生儿耳道小，新陈代新快，很容易出现耳垢。但宝宝的外耳道皮肤比较娇嫩，与软骨膜连接比较紧密，皮下组织少，血液循环差，掏耳朵极易引起外耳道损伤、感染，导致外耳道疖肿、发炎、溃烂。

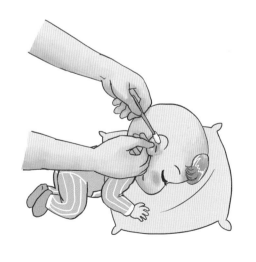

如果发现宝宝耳朵不干净，可在洗澡时将干净的毛巾沾湿后拧干，把毛巾一角卷在手指上，轻轻擦拭宝贝的外耳部位。也可用棉签轻微擦拭，不可将棉签深入宝贝的耳朵内部看不见的地方。如果发现宝宝耳垢过多，且引起不适感，导致婴儿哭闹，要及时就医，不可随意掏耳朵。

● 清洗男女宝宝生殖器有区别

男女宝宝由于生理特点的差异，在清洁护理方面应该有所区别。新妈妈尤其应该引起重视。给男宝宝清洗外生殖器时，水温应控制在40℃左右，用干净纱布彻底清洁大腿根部及阴茎部的皮肤褶皱，由里往外顺着擦拭。当清洁到睾丸下面时，用手指轻轻将睾丸往上托住，轻轻地清洁婴儿睾丸各处。再举起婴儿双腿，从前往后清洁肛门、屁股处，大腿根部的背面也要清洗。

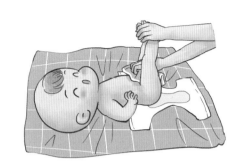

给女宝宝清洗外生殖器时，用干净纱布擦洗她大腿根部的皮肤褶皱，由上向下、由内向外擦。接下来清洁其外阴部，注意要由前往后擦洗，防止肛门内的细菌进入阴道。阴唇里面不用清洗。再用干净的纱布清洁她的肛门、屁股及大腿处即可。

● 宝宝衣物宜手洗

宝宝的衣服最好用手洗（其实也很容易的），以免洗衣机内的细菌沾染到宝宝的衣物上。另外，宝宝的衣物不能与大人的衣物混在一起洗，也不要用洗大人衣服的肥皂粉或者液体皂来洗。

● 不要给宝宝戴配饰

宝宝出生后，大多数家长都会给宝宝购买一些金银饰品。这些饰品包含的是长辈对宝宝的一种祝福。然而，宝宝皮肤娇嫩，加之一般配饰都有棱角，稍有不慎会划伤宝宝皮肤。因此，尽量不要给新生儿戴配饰。

● 正确给新生儿穿衣服

宝宝身体软软的，且不会配合妈妈穿衣的动作，往往弄得新妈妈手忙脚乱。给宝宝穿衣也需要一些技巧。为了方便宝宝日常衣服的穿脱，选对新生儿的服装款式很重要，新生儿的衣物最好能够选择前开襟的款式或开襟的连体衣、蝴蝶衣。

在给宝宝穿上衣时，先将上衣打开铺在床上，再把宝宝放上去，依次将宝宝的胳膊放入袖子，将宝宝的小手拉出来，再系好带子或扣上扣子即可。连体衣和蝴蝶衣的穿着基本上和穿开襟上衣一致。

给宝宝穿裤子时，先把裤腿折叠成圆圈形，手从中穿过去后握住宝宝的足腕，将脚轻轻地拉过去，穿好两只裤腿之后抬起宝宝的腿，把裤子拉直，再抱起宝宝把裤腰提上去包住上衣即可。

给宝宝穿衣服时动作一定要轻柔，要顺着其肢体弯曲和活动的方向进行，不能生拉硬拽，以免伤到宝宝。

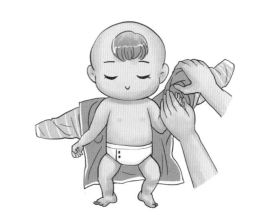

● 新生儿洗澡也有讲究 --

给新生儿洗澡并不是什么难题，新手爸妈不必过于担心，只要遵循一些原则和要求，一般是不会伤害到宝宝的。下面就来正式教大家如何给新生儿洗澡。

做好准备工作：让室温保持在26℃左右。准备好给宝宝洗澡需要的浴盆、浴巾、手帕巾、衣服、尿片、润肤露、棉签、75%的酒精和37℃左右的温水。

脱衣服：先将宝宝外套或棉衣脱掉，内衣先不脱。

洗脸 让宝宝平躺在平台上，将手帕巾打湿并拧干，轻轻擦拭宝宝的面部，由内向外轻擦宝宝的眼睛。

洗头 用左肘部和腰部夹住宝宝的屁股，左手掌和左臂托住宝宝的头，大拇指和无名指分别按住宝宝两侧的耳洞，用右手慢慢清洗宝宝的头发。洗完后，拧干手帕巾，帮宝宝拭干头上的水。

洗身体 如果新生儿的脐带还未脱落，洗澡的时候应该分上下身来洗。先来洗上身，采取和洗头一样的姿势，依次洗新生儿的颈、腋、前胸、后背、双臂和手；然后洗下身，把宝宝的头部靠在左肘窝，左手握住新生儿的左大腿，依次洗新生儿的阴部、臀部、大腿、小腿和脚。如果宝宝的脐带已经脱落了，可以在洗完头和脸之后直接将宝宝放在浴盆中，注意要用手抬住宝宝的头，成仰卧的姿态，由上而下洗完后，将宝宝改为伏靠的俯卧姿势，以洗背部及臀部肛门处。

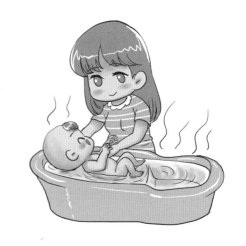

擦干、涂润肤露　将宝宝放置在浴巾上，擦干身上的水分，再涂上润肤露，穿好衣服即可。

给宝宝洗澡时，动作既要快，又要轻柔，每次洗澡不超过10分钟。

○ **五种情况下不宜给宝宝洗澡**

· 打预防针后24小时内不要给宝宝洗澡。

· 遇有频繁呕吐、腹泻时暂时不要洗澡。

· 当宝宝发生皮肤损害时不宜洗澡。

· 喂奶后不应马上洗澡。洗澡通常应在喂奶后1~2小时为宜。

· 低体重儿要慎重洗澡。低体重儿大多为早产儿，由于发育不成熟，生活能力低下，皮下脂肪薄，体温调节功能差，很容易受环境温度的变化出现体温波动。

● **正确帮新生儿换尿片**----------------------------------

新生儿排尿、排便的次数和时间都是不定的，加之宝宝的肌肤十分娇嫩，为了让宝宝的小屁屁保持干爽和清洁，新手爸妈们要勤帮宝宝换尿布。如果发现宝宝尿了或拉了便便，先将干净的尿布、尿布桶、婴儿棉柔巾、护臀膏、温水等准备好，爸妈也要清洁好双手。如果宝宝的衣物尿湿或弄脏了，还需要为宝宝准备干净衣物。

首先，将宝宝平放在尿布台上或铺有垫子的床上。

其次，先掀开尿布的前片，如尿布上仅有尿液，妈妈可以一手握住宝宝脚部，一手将尿布前片干燥处由前向后轻轻擦拭外生殖器部位，将尿液沾干，然后抬起臀部，把尿布撤出。如有粪便，

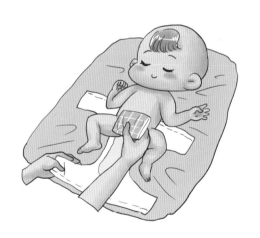

一手握住宝宝脚部，将尿布折叠，包住粪便。之后，再将棉柔巾沾水，清洗宝宝外生殖器部分，并将臀部上的污物擦干净，再用一片干净的棉柔巾沾上温水清洗臀部。注意要将皮肤皱褶处的污物

清洗干净。清洗干净后，用干净的卫生纸擦干宝宝外生殖器部位和屁屁的水，注意将大腿根部褶皱处的水也要擦干。

再次，将干净的尿布放在宝宝的屁屁下面，倘若是男宝宝，则可以在上面放一条尿布，以防宝宝突然尿尿或拉屎，之后可以让宝宝躺一下，将屁屁上的水晾干。

最后，给宝宝涂上护臀膏，再将长方形尿布对折垫于臀部，兜过肛门、生殖器后覆于腹部，然后将尿布两头塞进松紧带后整理平整即可。

○ **注意**

无论是使用何种尿布，都不要包住宝宝的肚脐，以免尿液将肚脐打湿引起感染。另外，预防宝宝红屁屁最好的办法就是保持臀部的干燥。

● 给宝宝剪指甲要小心 ----------

为防止宝宝指甲长了抓伤自己，也为了卫生考虑，勤给宝宝修剪指甲是非常有必要的。然而宝宝的指甲十分薄弱，皮肤也特别娇嫩，宝宝又爱乱动，所以家长给宝宝剪指甲时，一定要选用宝宝专用小剪刀，在宝宝睡觉时修剪。剪指甲时动作轻快，一次不要剪得太多太狠，剪完后要用自己的手抚摸一下，检查指甲断面是否光滑，倘若不光滑，可以用指甲剪上的小锉将其锉光滑。

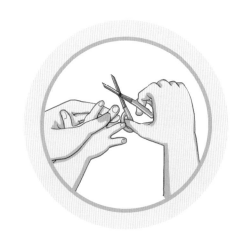

● 夏季须防止新生儿被蚊虫咬伤 -------------------------------------

新生儿新陈代谢快，容易大量出汗，更受蚊虫的青睐。为防止新生儿被蚊虫咬伤，首先，新妈妈应每天给宝宝洗澡，保持皮肤干燥和卫生。其次，新妈妈可以在宝宝睡的床上挂上蚊帐。另外，使用灭蚊灯、电蚊拍、防蚊液，基本没有毒副作用，对宝宝十分安全，也是较好的驱蚊方法。

● 谨防新生儿意外窒息

新生儿身体娇弱，稍有不慎即会出现意外，意外窒息就是其中之一。俯卧或在宝宝吃完奶后仰卧，奶水无法吐出口外，堵塞在气管造成宝宝窒息；宝宝喝奶速度过快，会导致奶水进入到气管内；妈妈与宝宝同睡，宝宝盖的就是宽厚的被子，被子可能不小心盖过宝宝的头，让宝宝无法自如呼吸；外出时把宝宝包裹太紧，没有给宝宝留下通气口；妈妈给宝宝喂奶时，动作不当，让乳房遮住宝宝的口鼻等都有可能造成宝宝窒息。

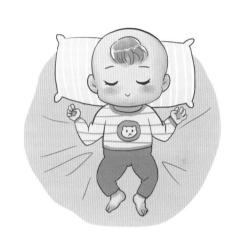

为预防意外的发生，新妈妈需时刻关注生活的方方面面，如让宝宝侧卧，在无人看管的情况下不要让宝宝仰卧或俯卧；夜间喂奶要保持清醒，同时时刻关注宝宝呼吸是否正常，并不要让宝宝仰面喝母乳；带宝宝外出时，为了让宝宝不受外界冷空气侵扰，需要包裹宝宝，此时包裹完宝宝时一定要检查一下宝宝是否能自由呼吸。

● 早产宝宝护理更需费心思

早产儿是指不足37周出生的婴儿。与足月儿相比，早产儿由于组织器官发育不成熟，身体的功能、生活能力和抵抗力都比较差，易出现呼吸中枢发育不成熟、肝脏功能不完善、低血糖、低血钙、智力低下等诸多病症。因此，在护理时需格外小心。

注意保暖 早产儿体温中枢发育不完善，体温升降不定，多为体温低下，早产儿待的房间温度应保持在24℃~26℃，晨间护理时提高到27℃~28℃。体重低于2000克者，应尽早置婴儿培养箱保暖。

定期体检 早产儿必须定期回院检查，包括对听力、视力、黄疸功能、肠胃功能、心肺正常等检查，发现问题要及时治疗。

注意卫生，预防感染 早产儿抵抗力比足月儿更低，消毒隔离要求更高，口腔、皮肤及脐部的护理须更为仔细，发现微小病灶都应及时处理。

预防缺氧 早产儿易发生缺氧和呼吸暂停，作为家长，应时刻关注宝宝呼吸状况，保证室内空气流通。确保空气及仪器物品洁净，防止交叉感染。

老观念＋新思想，科学防治新生儿疾病

宝宝诞生后，他的身体就会成为话题的焦点，身边的七大姑八大姨都会来不辞劳累地提醒你各种护理新生儿的禁忌与习俗。他们都信誓旦旦地告诉你，不跟着做会怎样怎样。但是听归听，必要时新妈妈还是要有所判断，选择正确的思想和理念防治新生儿疾病。

老观念 给宝宝自然的呵护

尽管很多育儿老观念为现代人诟病，但老观念也并非一无是处。其中有些老观念仍然有其科学性和实用性，如为保证宝宝健康，可适当让宝宝饮食饥三分，生活起居寒三分；宝宝肚子不舒服时，利用按摩疗法便可使之改善。

● 要想小儿安，三分饥与寒

"要想小儿安，须待三分饥与寒。"这句俗语出自明代医书《万密斋》，是宝宝日常保健的常识，意思是说要确保宝宝平安健康，就不能给孩子吃得太饱、穿得太暖。

饮食三分饥，并不是说不让宝宝吃饱，而是不让宝宝吃得过饱。新生儿消化系统娇弱，如果吃得过多，反而容易消化不良，严重者还会影响日后智力发育。作为新妈妈，不可孩子一哭闹就给孩子喂食，以免过度喂养。

起居需要三分寒，说的就是要让孩子的皮肤、呼吸道等"第一道防御门户"尽早地接触到外界的寒冷环境，逐渐提高宝宝体温调节中枢的调节能力，最终达到提高宝宝抵抗力的效果。这就要求，给宝宝穿戴的衣物要适宜；给宝宝盖的被子尽量选择厚度适中、柔软透气、轻巧舒适的。

● 肚子不舒服，试试按摩法

宝宝肚子胀或是肠绞痛，都会引起宝宝哭闹或不安，考虑到药物对宝宝的副作用，新妈妈可以试试按摩疗法，帮宝宝改善不适。

如果宝宝肚子胀，可以在每次喂奶1小时后，以宝宝的肚脐为中心，沿着肚脐周边用手掌进行顺时针按摩，每天按摩数次。这样按摩有助宝宝的肠胃蠕动和气体排出，改善消化吸收。按摩时注意做好宝宝肚脐的保暖。但如果宝宝腹胀厉害，应尽快就医，排除其他疾病引起的腹胀。

在给宝宝按摩时要注意，刚出生的宝宝由于脐带还没脱落，所以要等到脐带脱落，肚脐完全愈合后再进行按摩。

新思想 新生儿疾病，防胜于治

宝宝的一呼一吸都牵动着爸爸妈妈的心，每个父母都希望宝宝身体健康少生病，这就需要父母们从宝宝出生的那一刻起，便加强宝宝的日常护理，提升宝宝的免疫力。

● 定期体检，及时了解新生儿身体状况 --------------------------------

宝宝出生后，医生会综合检查宝宝的身体状况，如皮肤颜色、心率、刺激后反应、肌张力、听力等。在宝宝出生进食48小时后，医生由脚跟采取少量的血液滴在特制的滤纸片上，待阴干后封袋寄至筛检中心检查，以检验先天性甲状腺低功能症、G-6-PD缺乏症、苯酮尿症、高胱氨酸尿症及半乳糖血症。

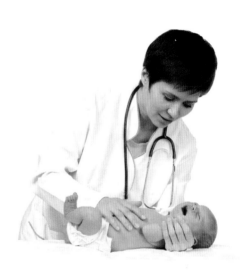

在宝宝出院时，医生也会交代宝宝出生28天后回医院进行体检。检查项目包括：身高、体重、头围、胸围的测量，还会对宝宝的视力、听力、心理、智力发育进行筛查和咨询，并对婴幼儿常见的佝偻病、营养性贫血、腹泻、肺炎进行防治教育。新妈妈要积极配合医生，以便准确评估宝宝的健康状况。

● 从宝宝的便便看健康 --------------------------------

宝宝大便的次数和质地常常反映其消化功能的状况。正常情况下，宝宝在出生后6~12小时会拉出胎便，胎便通常没有臭味、状态黏稠、颜色近墨绿色。

母乳喂养的新生儿大便呈金黄色，偶尔会微带绿色且比较稀；或呈软膏样。一天排便2~5次，甚至排便7~8次。吃母乳的婴儿如果出现大便较稀、次数较多等情况，只要婴儿精神饱满，吃奶情况良好，身高、体重增长正常，家长就不必担心。

人工喂养的宝宝大便呈淡黄色或土黄色，较干燥、粗糙，常带有难闻的臭味。如果奶中糖量较多，大便可能变软，并略带腐败样臭味，而且每次排便量也较多。

每个孩子都有自己的生长轨迹，每日大便情况也不相同。如果有以下情况，父母应引起重视，并及时带孩子就医：足月的新生儿出生后24小时内都没有排出胎便；新生儿排出的胎便是灰白色或陶土色；每天大便5~10次，含有较多未消化的奶块；大便呈淡黄色，液状，量多，像油一样发亮，在尿布上或便盆中如油珠一样可以滑动。

169

● 疫苗接种不可忽视

婴儿出生以后，随着体内由母体获得的免疫力逐渐减弱或消失，加之外界环境不可避免包含有数千种细菌和抗原，宝宝患疾病的风险也随之增加。接种疫苗是宝宝获得免疫力的重要途径，也是为孩子抵御疾病准备的第一道防御屏障。

根据我国卫生部规定，婴儿1岁内必须完成卡介苗、脊髓灰质炎疫苗、白百破混合制剂、麻疹疫苗、乙肝疫苗接种的基础免疫。

对新生儿来说，出生后1周内即要接种卡介苗和乙肝疫苗。

	卡介苗	乙肝疫苗
预防疾病	肺结核、结核性脑膜炎	乙型肝炎
剂型	针剂	针剂
接种时间	出生24小时内	出生24小时内（妈妈是乙肝携带者的话，宝宝最好在出生后12小时内接种）
正常反应	◎ 皮内接种卡介苗2~3天内，接种部位皮肤可略有红肿。 ◎ 接种后3周左右接种部位可能出现红肿，中间逐渐软化，形成白色小脓疱。1~2周脓疱结痂，愈合后可留有圆形瘢痕，持续2个月左右。 ◎ 可引起接种部位附近的淋巴结肿大（多为腋下淋巴结肿大）。	◎ 一般无特殊反应，被注射部位局部可出现红肿、硬结、短暂炎症反应，2~3天自行消退。 ◎ 或可出现低中度发热，一般会自行消退，高热需及时就医。 ◎ 部分宝宝可出现头痛、头晕、全身无力、寒战、恶心、呕吐、腹痛、腹泻等症状。一般在24小时内会自行消退。
接种禁忌	◎ 缓种：早产儿、难产宝宝、低出生体重宝宝（出生体重低于2500克）、出生后有黄疸的宝宝。 ◎ 禁种：先天免疫缺陷的宝宝。	◎ 缓种：低体重、早产、剖宫产等非正常生产的宝宝。 ◎ 禁种：神经系统、脑发育不正常的宝宝；先天免疫缺陷的宝宝。

● 晒太阳可以帮助宝宝补钙

晒太阳能够帮助人体获得维生素D，而维生素D可以提高人体对钙的吸收能力。

一般健康新生儿2周后即可在室内晒太阳，出生3~4周的新生儿才能抱到户外晒太阳。在室内晒太阳时，不要隔着玻璃窗、纱窗，避免把孩子直接放在风口处，以免感冒。

室外晒太阳时，开始只能晒一部分如脚、腿等，然后再慢慢地增加晒太阳的时间和范围。头部和脸部一般不要直接照射，可置阴凉处或适当用纱网、小伞等进行遮挡。

一般在宝宝空腹及餐后1小时内不宜晒太阳。

● 宝宝无不适，夜啼不必太担忧 --------------------------------

　　有的宝宝往往白天睡一整天，到了晚上就开始烦躁不安、哭闹不止，人们习惯称这些孩子为"夜啼郎"。注意，宝宝夜间因饥饿、尿布潮湿、发热或其他疾病引起的啼哭不属"夜啼"的范畴。

　　宝宝日夜颠倒，对新环境不适宜，睡前情绪兴奋，患有某些疾病，如感冒、中耳炎、咽喉炎、细支气管炎、肺炎、肠胃炎等都可能引起宝宝夜啼。如果宝宝精神状态较好，没有其他身体不适反应，可以排除病理原因，大家大可不必担心。可通过改变生活方式，帮宝宝纠正睡眠。

　　如果是日夜颠倒，那么，宝宝白天睡觉时，就不要拉上窗帘，也不要刻意降低说话音量，在宝宝吃饱后适当增加活动时间再睡觉；如果是环境嘈杂，可请家人或邻居配合，改善这一因素。

区分生理性和病理性夜啼

	致病原因	症状
生理性夜啼	生物钟颠倒所致	哭声响亮，宝宝精神状态和面色正常，食欲良好，无发热等
病理性夜啼	宝宝患有某些疾病而引起不适或痛苦	突然啼哭，哭声剧烈、尖锐或嘶哑，呈惊恐状，四肢屈曲，两手握拳，哭闹不休。有的宝宝还会出现烦躁不安、精神萎靡、面色苍白、吸吮无力甚至不吃奶等

● 保持干燥是防治红屁股的法宝 --------------------------------

　　红屁屁总是"青睐"小宝宝，宝宝红屁股吃不香、睡不好，家长也跟着烦恼。怎样才能避免宝宝"红屁股"呢？

　　想要预防红屁屁，首先要及时给宝宝更换尿布或纸尿裤。其次，宝宝大小便后应适当清洗小屁屁，清洁完成后，用干净的纱布巾擦干大腿根部及臀部、肛门、生殖器处的水分，还可以利用给宝宝拿尿片的时间，让宝宝屁股晾干，保持干燥和清洁，可有效预防红屁屁的出现。

○　**注意**

　　不要认为给宝宝的臀部拍上粉，就能使臀部皮肤干燥。如果臀部本来是潮湿的，拍上粉只是粉吸水变成块，不仅局部仍然潮湿，而且粉对皮肤也会形成刺激。潮湿的环境使局部皮肤的抵抗力下降而发生红臀。

在育儿路上，总是有一些错误的观念，可能是老观念，也可能是新思想，是我们习以为常的。究竟哪些思想是正确的?

给宝宝多穿一点，不感冒 PK 穿得多更易感冒

老观念：新生儿小，对冷热感知能力差，即使天气暖和也要多穿点，不要受寒了。

新思想：新生儿新陈代谢旺盛，如果穿戴太多，热量无法散发出去，更容易生病。

专家观点

　　新生儿手脚冰凉是正常的。同时，宝宝新陈代谢快，身体产生的热量多，如果穿戴过多，身体的热量无法及时被发散出去，容易出汗、长热疹。只要宝宝颈部和后背温度正常，无汗，就说明宝宝穿戴合适。

宝宝发热要赶紧去医院 PK 发热先物理降温

老观念：新生儿发热是比较严重的症状，还担心发展成肺炎，还是赶紧去医院比较放心。

新思想：发热是身体对病毒的自我防御机制，如果不是疾病引起的，可以先物理降温。

专家观点

　　发热是身体免疫系统的自我保护机制之一。宝宝口温低于38.5℃时，一般无需用退热药，可用湿冷的毛巾敷、洗温水澡等物理方法降温；如果宝宝体温超过38.5℃，并伴有呕吐、食欲不振等症状时，最好就医。

宝宝得了鹅口疮，用小苏打清洗 PK 用药治疗

老观念：用小苏打帮助宝宝清洗口腔可以杀菌，且对宝宝副作用也少。

新思想：没有试过，不知道偏方可不可靠，还是去医院用药物治疗比较放心。

专家观点

　　如果宝宝患有鹅口疮，新妈妈可用消毒棉球蘸2%的小苏打水擦洗宝宝口腔，再用1%龙胆紫涂在患处，每天1~2次，宝宝的鹅口疮也会好。当然，如果新妈妈不放心，也可以就医，在医生的指导下用药治疗。另外，加强宝宝口腔的日常护理也很重要，例如保证乳头和奶瓶的清洁。

宝宝打针后，用手揉揉伤口 PK 用手揉伤口不卫生

老观念： 宝宝打完针后，用手帮他揉揉伤口，可以缓解疼痛。

新思想： 成人的手部有很多细菌，这些细菌不一定是宝宝的身体能耐受的，可能会造成不必要的健康威胁。

专家观点

　　宝宝在打过针或抽过血后，医生都会在针头拔出皮下或血管的瞬间，用酒精棉球或消过毒的干棉球在局部组织稍稍压一下。当家长接过宝宝后，应继续按压，当针眼损伤皮肤处的出血停止、血液凝固后才可以将棉球丢弃。尽量不要用手去按摩刚刚被注射部位的进针口，否则，大人手上的细菌很容易通过伤口进入宝宝体内。

输液才能好得快 PK 生病了能吃药治好就不要输液

老观念： 宝宝生病后，怎么好得快就采取怎样的方式，输液也无妨。

新思想： 给新生宝宝用抗生素，尽管见效快，但也容易出现耐药性，降低免疫力，为了日后健康着想，还是不要随便输液。

专家观点

　　输液直接进入静脉，见效快，一旦产生不良反应很难采取补救措施；口服药的吸收需要一段时间，即使有不良反应也相对缓慢。口服药物治疗，如果用药恰当，也能够治疗疾病，只要病情允许，应尽可能口服用药。如果宝宝的病情到了非输液不可的情况，家长也不要盲目坚持。

腹泻宝宝应该禁食 PK 腹泻更应多吃

老观念： 腹泻时，肠道黏膜处于充血、水肿的状态，甚至还会溃烂，必须禁食让肠道休息。

新思想： 宝宝腹泻禁食反而容易发生脱水，危及生命，除非呕吐剧烈，否则无须禁食。

专家观点

　　急性腹泻时，宝宝胃肠道的消化吸收功能也不会完全消失，对营养物质的吸收仍可达到正常的60%~90%。较长时间的饥饿会使营养状况进一步恶化，影响肠黏膜的修复、更新，加重腹泻。腹泻初期（发病48小时内），可给宝宝减少奶量至原奶量的1/3~1/2。

科学应对新生儿疾病

新生儿常见病症有大有小，有的治疗需要慢慢来，有的却需要争分夺秒。专家提醒，新妈妈们对新生儿常见病的生理病理特征需有清晰的认识，才能确保生病的宝宝能及时得到正确的处理。

● 多吃多拉有效防黄疸

新生儿出生后体内的红细胞破坏多，每日生成的胆红素远高于成人，而其处理排出胆红素的能力又相对较弱，所以胆红素容易堆积，出现黄疸，这一般是生理性黄疸，无须过于担心。当饥饿、缺氧、脱水时，更容易出现黄疸。

应对轻微黄疸，最好的方法是充分喂养，增加胃肠蠕动，促进胆红素从大便排泄。简单说来，就是"多吃多拉，有助退黄"。如果宝宝黄疸情况确实严重，则需要及时就医治疗。

另外需要注意的是，新生儿黄疸中约 1% 为母乳性黄疸。如果考虑为母乳性黄疸，可以停母乳 48~72 小时，待黄疸消退一些后，可以继续喂母乳。哺乳妈妈应忌吃黄色食物。

● 新生儿黄疸切勿擅自用药

升高的黄疸检测值，让很多新妈妈忧虑不已。于是很多新妈妈想到用药物帮助宝宝退黄疸，吃药治疗黄疸效果好，但一定要在医生指导下用药。

药物治疗一般应用一些肝酶诱导剂，可促进胆红素的转化，但具有一些短期副作用，停药后多可消失，也可以同时配合中药治疗。用药应在医生指导下使用，不要自行用药，以免不清楚药物的成分、禁忌和剂量而损害宝宝健康。

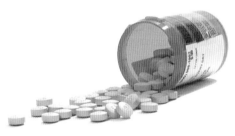

● 新生儿皮肤红，不一定是湿疹

看到宝宝脸上或身体有红色的斑点，新妈妈可能就担心了，这是正常现象吗？这是不是大家所说的湿疹？

其实，在新生儿出生头几天，可能出现皮肤红斑。红斑的形状不一，大小不等，颜色鲜红，分布全身，以头面部和躯干为主。新生儿会有不适感，但一般几天后即可消失，很少超过 1 周。有的新生儿出现红斑时，还伴有脱皮的现象。

另外，如果宝宝被捂热，也有可能出现皮肤泛红的现象。

以上两种情况，新妈妈都无需担心。当发现宝宝皮肤开始发红，上面有针头大小的红色丘疹，具有对称性、渗出性、瘙痒性、多形性和复发性等特点时，才考虑为湿疹。此时需要及时就医指导。

如果新妈妈实在无法区分宝宝身体的红斑是不是湿疹，可以咨询专业儿科医生。

● 新生儿湿疹要保湿 --

一般治疗湿疹主要靠两个方面，一是滋润干燥的肌肤，二是去除过敏原。相较于去除过敏原，给新生儿做好皮肤保湿更为方便，家长应该注意给湿疹宝宝做好肌肤保湿工作。

○ **选择合适的保湿护肤品**

给宝宝选用天然、少添加的护肤品，每次给宝宝洗完澡后即在全身涂抹，以增加宝宝肌肤的湿度。

○ **洗澡时避免加剧皮肤干燥**

不要给新生儿使用肥皂或是会让皮肤变得十分干燥的沐浴露。洗澡尽量用清水清洗即可，而且要注意洗澡的水温不宜太高。

○ **居家环境保湿**

家里的湿度应该保持在 40% 以上，可以在家里放置湿度计来查看湿度。如果湿度过低，建议打开加湿器，尤其是开空调保暖的时候，更加需要打开加湿器。

如果你能寻找出过敏原，比如是过敏食物，或是过敏的衣服，或是环境过敏物，并远离过敏原，那么孩子的湿疹可以迅速好转。即使一时找不出真正的过敏原，在保湿的同时也要注意尽量避免接触可能引起过敏的食物或环境因素。

● 新生儿上火，应找准原因 ----------------------------------

现代医学对"上火"症状的解释是炎症，多是由各种细菌、病毒侵袭机体，或是由于积食、排泄功能障碍所致。新生儿免疫力低下，脾胃功能尚不健全，且生长发育迅速，所需要的营养物质也较多，但其自身并不能合理调节饮食。因此，极易上火，从而导致口角起疱或便秘等症状，严重时还会引起扁桃体炎、咽炎等病症。

新生儿上火，主要表现在大便干结酸臭、数日不解大便、小便黄而少、腹胀不适、吐奶、口气酸馊、牙龈红肿、饮食减少或不思饮食、烦躁、哭闹、睡眠不安、脸上长疹、眼屎增多等。新妈妈想要宝宝远离这些困扰，需找准引起宝宝上火的原因，并针对性调整。

新生儿上火的原因

体质原因	新生儿新陈代谢快，但其肠胃处于发育阶段，消化等功能尚未健全，过剩营养物质难以消化，容易上火
喂养不当	母乳喂养的新生儿，可能新妈妈摄取了高脂肪的食物，宝宝难以消化吸收；配方乳喂养的新生儿，由于配方乳中营养物质含量较高往往不能完全消化
气候原因	天气炎热、干燥，宝宝体内水分流失较多，容易上火
生活规律变化	新生儿生活、饮食规律突然被打破，容易造成肠胃功能紊乱，出现上火的现象

● 新生儿鼻塞并非都无害

出生 3~4 周的新生儿，尚未学习使用嘴巴呼吸，一旦鼻子被堵塞只能在哭声中得到空气。鼻塞可能导致严重缺氧，甚至造成皮肤变为蓝色（医学上称为"发绀"）。这种情况在宝宝喝奶时特别明显。

新妈妈应时刻留意宝宝鼻子是否通畅，呼吸是否正常，一旦发现宝宝鼻子有鼻涕，可用婴儿棉签或吸鼻器帮宝宝清理干净。

新鲜湿润的空气，能有效防止鼻腔黏膜过于干燥，并软化鼻内分泌物，使分泌物较易通过打喷嚏及吞咽的动作，从狭窄的鼻腔中排出。每天定时打开窗户通风，让新鲜空气流通，会让宝宝堵塞的鼻子感觉非常舒服。若家中使用空调或暖气，最好在房间内挂上经常保湿的毛巾，或使用加湿器。

● 婴儿游泳馆游泳，更易感冒

新生儿游泳作为一种新的婴儿健康保健项目，正牢牢吸引着年轻父母们的目光。然而，目前我国并没有专门针对婴儿游泳馆出台卫生标准和规范，操作人员的资质、场地和游泳池规格、水温控制、水质监测、池水更换的操作机制，婴儿游泳圈的选用以及婴儿洗澡和抚触、避免儿童交叉感染等公共卫生问题，法律法规也尚未做出明确规定。多数婴儿游泳馆属于私人场所，馆内卫生环境、水质等良莠不齐，缺乏相应的规范和管理。由于婴幼儿抵抗能力较弱，对游泳时的水温、室温、水质等都有较高要求，如达不到一定的要求，婴儿游泳场所内就易滋生细菌，使新生儿感染，或患皮肤病，或引起过敏。